KB007172

암 완치 로드맵

항암제, 방사선 부작용 극복하고
성공적인 치료의 방향을 세우는

암 완치 로드맵

국제통합암연구소 지음

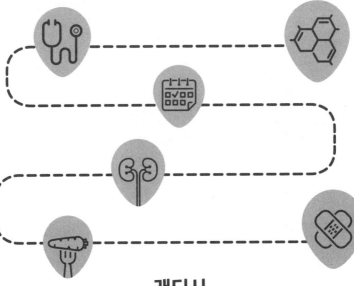

래디시

"암에 걸렸다 완치 판정을 받으면, 기분이 어떨까요?"

암에 걸리면 일단 마음 고생을 겪으며 수술을 받거나 항암제, 방사선 치료까지 긴 여정을 시작할 각오를 해야 합니다. 살짝 찢어진 것만 꿰매도 두렵고, 아프고, 챙겨 먹어야 할 약이 많은데 암은 비교할 수 없습니다. 수술을 받기 위해 병원을 몇 번이나 오가고, 전신 마취에 회복까지의 기간 또한 짧지 않습니다. 항암제 치료는 부작용이 고통스러운데 한두 번 받고 끝나는 게 아닙니다. 환자에게 설명하는 것도 간단치 않은데 이 과정을 겪어야 하는 환자 입장에서는 절대 쉽지 않은 여정입니다.

이렇게 두렵고 힘든 치료 과정을 다 겪고, 드디어 완치 판정을 받는 환자들은 저에게 어떤 이야기를 할까요? 고맙다, 다행이다, 신난다, 이제부터 행복하게 살 거다 등을 예상하겠지만, 전부 아닙니다. 환자들이 가장 먼저 하는 이야기는 **"앞으로 어떻게 해야 할까요?"**입니다.

암환자는 보통 대학병원이 짜준 스케줄에 따라 치료를 받습니다. 의사의 말에 따라 정신없이 치료를 받다 보면 어느 순간 어디로 가는지도 모르고 끌려다니게 됩니다. 긴 치료 기간 내내 고통을 견뎌가며 열심히 치료를 받았는데, 목적지에 도착하고 보니 낯선 곳에 혼자 덩그러니 남겨진 것 같습니다. 분명 처음에 생각했던 치료, 완치 판정을 받은 내 모습과는 많은 차이가 있을 것입니다.

왜 이런 일이 벌어지게 될까요? 가장 큰 원인은 환자 스스로가 암 치료에 대해 충분히 이해하지 못했기 때문입니다. 대학병원의 여러 진료 여건상 환자는 충분한 정보를 얻기가 쉽지 않습니다. 예전에 비해 훨씬 더 친절하고 많은 설명을 해주긴 하지만, 평소에 의학 전공 서적을 읽던 사람이 아닌 다음에야 병원에서 해주는 이야기만으로 치료 전반을 완전히 이해하기란 거의 불가능합니다.

그래서 많은 분들이 인터넷으로 '암에 좋은 음식', '암에 좋은 운동법', 'XX암 치료법'과 같은 자료들을 찾아봅니다. 유튜브나 온라인 암 환우회에 궁금한 것을 물으며 내가 어떤 치료를 받는 건지, 어떤 부작용이 예상되는지, 앞으로 어떤 일이 벌어질 지에 대해 조금씩 감을 잡고 이해해나갑니다.

의사 입장에서는 이 점이 상당히 안타깝습니다. 이렇게 얻는 정보가 부정확한 경우가 많다는 것은 둘째 치고, **궁금한 정보를 그때**

그때 단편적으로 얻으면 큰 틀에서 병이 어떻게 치료되고, 어느 방향으로 가고 있는지를 모르게 되기 때문입니다. 암 치료라는 긴 여정에서 길을 잃고 헤매게 되는 것입니다. 큰 틀에서 안내를 받아본 적도 없고, 종합적으로 고려해 결정해야 한다는 이야기를 아무도 해준 적이 없으니까요. 그래서 완치 판정을 받거나, 경과를 지켜보자는 이야기를 듣는 순간 환자는 막막해지고 맙니다.

길을 잃지 않으려면 지도가 필요합니다. 내가 어디에 있고, 어느 방향으로 가고 있는지를 정확히 알아야 합니다. 치료 초기일수록 더욱 더 미리 알고 가야 합니다. 치료 중반을 넘은 분들도 어디쯤 왔는지를 살펴본 뒤 지금부터라도 넓은 시야를 갖고 더 나은 방향으로 가기 위해 노력해야 합니다. 병원에서 시키는 것을 막연히 따라가기만 해도 중간 이상의 결과는 얻을 수 있지만, 건강과 생명을 두고 그 결과에 만족하는 환자를 저는 아직 만나보지 못했습니다. 암 치료에 있어서 우리는 최고의 결과를 얻어야 합니다.

이 책의 궁극적인 목표는 암을 계획적으로 치료해 최선의 결과를 얻어내는 데에 있습니다. 큰 그림으로 접근할 수 있도록 암 진단부터 완치까지의 전체 치료 과정을 살펴볼 것이며, 암 환자들이 겪을 수 있는 어려움에 대한 정보를 상세히 담았습니다. 또 치료를 덜 고통스럽고 더 만족스럽게 받을 수 있는 팁과 노하우도 소개하고자 합니다. 다년간 많은 환자에게서 받은 구체적인 질문에 대한 답변까지 한 번에 살펴볼 수 있을 것입니다.

이를 위해 **단순히 암을 죽이는 치료가 아닌, 암을 가진 사람을 치유하는 통합 암 치료로 설명합니다.**

"수술은 잘 되었는데 환자는 사망하였습니다."

암 치료의 슬픈 단면을 가장 잘 보여주는 문장입니다. 이전의 암치료는 암을 없애는 데 집중한 나머지 치료를 받을수록 오히려 건강이 나빠지는 경우가 많았습니다. 독한 약과 위험성 높은 치료로 차라리 치료를 안 받는 것이 더 건강하고 더 오래 살지 않았을까 싶을 정도인 환자들도 많았던 것이 사실입니다. 다행스럽게도 지금은 이런 경우가 많이 줄어들었습니다. 물론 항암제의 정교한 사용, 부작용이 덜한 항암제의 개발도 영향을 주긴 했지만, 암을 없애는 것보다 환자가 건강해지는 데 목표를 둔 통합 암 치료의 발달이 큰 도움을 주고 있습니다.

통합 암 치료는 "다양한 패턴의 보조 치료, 천연물, 생활 습관 교정을 활용을 통해 3대 표준 치료와 병행하는 환자 중심적, 근거 기반적 암 관리 분야"라고 정의합니다. 통합 암 치료의 목표는 "건강, 삶의 질, 임상 결과를 최적화하여 암 관리 지속체를 형성하고, 사람들에게 암을 예방하고 암 치료 전반의 과정에서 적극적인 참여자가 될 수 있도록 지지해주는 것"입니다.

쉽게 말하면 식이 운동, 영양제 등 생활 습관 하나하나를 모두

고려하고 암보다는 사람에 초점을 맞춰 치료하는 방법입니다. 기존 암 치료에 비해 식단이나 보조 치료를 다양하게 활용하고 전체적인 관리를 통해 최상의 건강 상태를 만드는 데 집중합니다. 하지만 통합 암 치료의 가장 핵심은 '사람'에 집중하는 것입니다.

암 치료를 받는 환자들은 어느 과정 중에 있어도 고민이 많습니다. 남이 걸리면 별거 아닌 감기도, 내가 걸리면 그만큼 아픈 게 없습니다. 하물며 암은 어떻겠습니까. **병의 위중을 떠나 나에겐 나의 병이 가장 중하고 힘든 법입니다. 통합 암 치료가 사람에 집중하는 부분은 바로 이런 점에서 큰 힘이 되어줍니다.** 암 치료에 있어서 기존의 패러다임이 '항암제 치료를 받고 암이 줄었다'였다면, 통합 암 치료가 발달하여 '항암제 치료를 받고 암이 줄면서, 부작용을 줄여주고, 암 치료 과정과 그 이후의 삶도 함께 회복하였다'로 바뀌었습니다.

안타깝게도 아직까지 많은 분들이 이러한 사실을 잘 알지 못합니다. 그래서 이 책을 썼습니다. 모든 암을 완치시키는 마법 같은 비법을 알려드리진 못하지만, 최선의 방법을 선택할 수 있게 돕는 최고의 지도가 되어드리겠습니다.

-국제통합암염구소 이진원, 백선은

목차

작가의 말 "암에 걸렸다가 완치 판정을 받으면 기분이 어떨까요?" 5

1장. 암 진단을 받았다면

암 판정은 사망 선고가 아닙니다 21

받아들일 시간이 필요합니다 | 후회하기엔 시간이 아깝습니다 | 새로운 삶을 설계하세요

암환자의 심리 반응 5단계 30

부정 | 분노 | 협상 | 우울 | 수용

마음보다 머리로 바라보세요 39

사기꾼을 조심하세요 | 인터넷 정보는 가짜가 더 많습니다 | 경험과 전문 지식은 다릅니다

암에 대해 알아야 합니다 47

'내 암'의 종류와 병기가 중요합니다 | 암의 네 가지 특성을 알아두세요 | 성장, 침윤, 전이 세 가지를 막아야 합니다 | 혹이 생긴다고 사람이 죽나요?

2장. 이제 어떻게 해야 할까요?

진단부터 치료 선택까지   65

암 치료의 여정을 확인하세요 | 2차 상담을 받아보세요 | 병원은 폭넓게 고민하고 선택하세요 | 의사, 최소 5년간 함께할 조력자입니다

현명하게 결정하고 치료를 시작하세요   74

치료 중 일상을 설계하세요 | 목표에 맞게 치료 계획을 세우세요

3대 표준 치료를 받기 전에 알아두세요   79

표준 치료를 시작합니다 | 수술 | 방사선 치료 | 항암제 치료

치료 중 이런 변수가 있을 수 있습니다   105

항암제 치료를 연기하자고요? | 항암제를 바꾼다고요? | 더 이상 해줄 수 있는 게 없다고요?

3장. 암 치료를 잘 받으려면
_ 치료 부작용 줄이기

항암제 치료 부작용이란?   115

소화기계 부작용 줄이는 법   118
식욕 부진 | 오심·구토 | 설사 | 변비 | 딸꾹질

구강 부작용 줄이는 법   129
구내염 | 구강건조증

신경계 부작용 줄이는 법   133
손발 저림, 말초신경병증

피부 부작용 줄이는 법   136
탈모 | 수족증후군

순환기계 부작용 줄이는 법   141
림프 부종

정신 부작용 줄이는 법   **145**

암성 피로 | 불면증 | 우울증 | 섬망

더 알아보기   내가 사용하는 항암제는 어떤 약일까?   **158**

4장. 암 치료를 잘 받으려면
_ 치료 효과 높이기

치료 효과를 높이려면 이렇게 하세요   **171**

잠은 컨디션을 받쳐주는 초석이에요   **174**

수면 장애를 극복하는 생활 습관

스트레스 관리는 지금부터가 시작입니다   **179**

암환자 스트레스 관리법

생체 리듬을 회복하면 항암 효과가 커져요   **184**

치료 중 생체 리듬을 회복하는 방법

신체 활동을 꾸준히 이어가세요   **189**

면역력을 높이는 것 자체가 치료입니다   **194**

암세포의 증식과 전이를 억제할 수 있어요

보조 치료를 적극 활용하세요   **200**

표준 치료를 보완해요 | 체내 환경을 개선시킵니다

5장. 통합 암 치료의 모든 것

통합 암 치료가 왜 필요할까요?   **207**

표준 치료를 돕고 전이 재발을 억제해요

통합 암 치료는 다양한 효과가 있어요   **212**

고주파 온열 암 치료 | 싸이모신 알파1(자닥신) | 미슬토 | 이뮨셀 | 고농도 비타민C | 비타민D | 셀레늄 | 글루타치온 | 티옥트산 | 레트릴 | 림프 마사지 | 한약

기능 의학 검사를 받아보세요   235

유기산 균형 검사 | 모발 미네랄 검사 | BIA(세포 건강도 검사) | NK 세포 활성도 검사 | LAM(면역 세포 활성도 측정 검사) | 장내 미생물 검사

6장. 음식은 두번째 치료입니다

암환자 기본 식사법   247

일단 잘 먹어야 합니다 | 잘 먹고 있는 것을 어떻게 알 수 있나요? | 균형 잡힌 식사가 기본입니다 | 음식으로 충분할까요?

수술 부위별 식사법   259

수술 후 식사는 중요합니다 | 위 수술 | 식도 수술 | 췌장-십이지장 수술 | 대장 수술

방사선 치료 중 식사법   269

머리, 목 | 가슴 및 상복부 | 하복부 및 골반부

항암제 치료 중 식사법   273

식욕 부진 | 오심 | 구토 | 입 안 통증 | 미각 및 후각의 변화 | 구강 건조
증 | 설사 | 변비 | 피로

치료 중 영양 문제가 생기면 어떻게 할까요?   282

면역이 저하되어 있다면 | 체중이 지속적으로 감소한다면 | 체력이
저하되어 있다면

대표적인 항암 식이 요법   286

케톤 식이 요법 | 거슨 요법 | 생식 요법

7장. 암 생존자로 살아가기

암 생존자로서의 첫걸음, 합병증 관리입니다   295

피로 | 기억력, 집중력 저하 | 통증 | 배변, 배뇨 습관 | 폐경기 증후군

만성 질환을 예방해야 합니다   303

고혈압 | 당뇨 | 고지혈증 | 골다골증

재발 방지를 위한 노력은 필수입니다   307

전이 재발 | 이차암 | 암이 자라기 어려운 몸 만들기

생활 습관은 반드시 개선해야 합니다   315

금연 | 절주 | 적정 체중 | 운동

참고 문헌   326

1장

암 진단을
받았다면

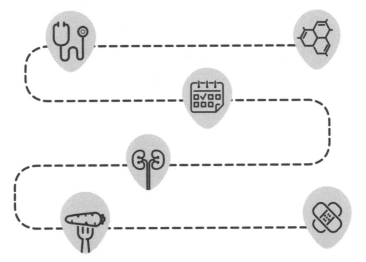

암 판정은
사망 선고가 아닙니다

받아들일 시간이 필요합니다

"암입니다."

이 한마디가 마음속에 울려 퍼지는 느낌은 들어보지 않은 사람은 절대 모릅니다. 암을 남의 일이라고만 여기던 사람도, 주변에 암환자가 있어서 투병 과정을 지켜봤던 사람도 모두 큰 충격에 휩싸입니다. 전 세계 어디서나 '암'이라는 질환은 치료가 병만큼이나 지독해서 견디기 어렵고, 먹지도 못하면서 구토는 계속하고, 평생을 몸담은 직장은 그만둬야 하는데 치료비는 어마어마하게 들고, 시름시름 앓다가 결국 죽게 되는 시한부 인생으로 인식되고 있기 때문이죠(물론 잘못된 인식이며 상당 부분 사실과 다릅니다. 앞으로 하나하나 설명드릴게요).

환자에게 고통을 주고 결국 죽음에 이르게 하는 질환은 정말 많습니다. 암이 우리나라 사망원인 1위를 차지하기 전까지는 심근경색과 뇌졸중이 두려움을 주는 대표 질환이었으며 고령층에게는 폐렴이나 당뇨병도 생명을 위협하는 질환입니다. 치매 역시 암 못지않게 환자 본인과 주변을 힘들게 하면서도 암만큼 흔하죠. 이렇게 많은 질환들이 우리의 건강과 생명을 위협하고 있지만 이런 질환에 걸렸을 때와 암을 진단 받았을 때의 반응은 극명하게 다릅니다.

심근경색 환자들 중에는 증상 초기에 잘 대처해서 스텐트stent 시술을 받고 생사의 고비를 넘긴 뒤에도 '휴, 앞으로 조심해야지' 정도로만 생각하며 평소처럼 생활하는 경우가 적지 않습니다. 좀 털털한 분들은 술, 담배도 계속 하시죠. 분명 죽음의 문턱까지 갔었고, 앞으로도 심근경색으로 인해 사망할 확률이 제법 있음에도 불구하고 크게 신경쓰지 않습니다.

평소처럼 생활해도 암보다는 사망률이 낮아서 그런 걸까요? 꼭 그렇지만은 않습니다. 일부 대동맥박리 환자들은 암보다 생존율이 떨어집니다. 비슷한 생존율을 보이는 암이었다면, 이미 죽음을 예견하고 유서부터 작성하는데 말이죠. 그만큼 암은 환자를 심리적으로 취약하게 만드는 질환입니다. 그래서 암환자 본인과 가족, 보호자는 심리적인 공포부터 이겨내야 합니다.

암 진단을 받은 환자들의 첫 반응은 대부분 같습니다. "제가요?"

　　　　　　　　　　　　　　　　　암 완치 로드맵

"정말로요?"라며 실감이 나지 않는다고 합니다. "눈앞이 캄캄하다", "머릿속이 멍해졌다"며 침묵이 흐르기도 하고 "혹시 모르니 결과를 다시 살펴봐 달라", "다른 검사를 받아보고 싶다"고도 합니다. 실제로 다른 병원에 가서 다시 검사를 받는 환자들도 많고요. 그만큼 암에 걸렸다는 사실을 받아들이기 힘들어 합니다.

당연하고 자연스러운 반응입니다. 암에 걸렸다는데 아무렇지도 않으면 그게 더 이상하죠. 암 진단을 받으면 극심한 충격에 휩싸이고, 그로 인해 불안과 우울 등 정서적 반응들이 나타납니다. 앞으로 어떤 일이 닥치고 어떤 고통을 겪게 되고, 언제 죽을지도 모르니 불안하죠. 기분이 저하되고, 식욕도 의욕도 사라지고, 잠이 오지 않습니다. '적응 장애'를 겪는 것입니다.

강도와 기간은 다르지만 거의 모든 환자는 적응 장애를 겪습니다. 환자 열 명 중 다섯 명은 진단을 받은 뒤 몇 주간 가볍게, 서너 명은 수개월에 걸쳐 겪는다고 합니다. 나머지 환자들은 정신과 치료를 필요로 할 만큼 심한 우울과 불안 장애를 갖게 되고요.

〈암환자가 느끼는 8가지 두려움〉*

- 죽음에 대한 두려움
- 가족, 친구, 동료로부터 고립되는 두려움
- 사랑하는 사람들과 영원히 헤어진다는 두려움
- 내 육체가 없어진다는 것에 대한 두려움

- 내가 나를 통제할 수 없다는 것에 대한 두려움
- 고통에 대한 두려움
- 주체성 상실에 대한 두려움
- 퇴행에 대한 두려움

환자가 얼마나 빨리 충격에서 회복되느냐는 암의 진행 정도에 따라서도 다르지만, 주변인과의 관계, 사회적인 상황, 경제적인 상황이 미치는 영향도 큽니다. 보호자의 지지는 환자에게 절대적인 힘이 됩니다. 물론 보호자는 환자가 훌훌 털고 일어나 한시라도 빨리 치료받길 바랍니다. 하지만 환자에게는 훌훌 털고 일어날 힘을 모으는 시간이 필요합니다. **다시 말하지만 환자가 느끼는 두려움은 암에 걸리지 않은 사람들의 생각보다 훨씬 큽니다.** 이 점을 기억해주세요. 조바심이 나더라도 '이러고 있을 때가 아니다'라고 다그치기보다는 '큰 충격을 받았으니 마음을 추스르는 데 시간이 걸리는 게 당연하다'고 느낄 수 있도록 지지해주세요. 차분히 기다려주어야 합니다.

비슷한 처지의 사람들과 이야기를 나누고 암을 극복한 경험담을 듣는 것도 도움이 될 수 있습니다. 환자와 보호자 모두에게 마찬가지입니다. 누군가를 만날 수 있다면 만나도 좋고, 인터넷 커뮤니티에서 암을 잘 극복한 분들의 사연을 같이 읽는 것도 좋습니다. 환자 스스로 감당하기 버겁고 갈수록 더 불안하거나 우울하다면 정신건강 전문가, 심리상담가를 찾아 도움을 받으세요. 요즘은 암 환자를 위한 정신건강 클리닉도 있습니다.

환자가 겉으로 내색하지 않을 수 있습니다. 그렇다고 불안하지 않은 건 아니에요. 암 진단은 사람인 이상 누구에게나 두려운 일입니다. 병원에 갈 때마다, 치료를 할 때마다, 검사를 할 때마다 환자는 심한 불안을 느낄 수 있습니다. 심리적인 지지가 필요합니다.

후회하기엔 시간이 아깝습니다

"선생님, 저는 왜 암에 걸린 걸까요?"

많은 환자들이 묻습니다. 회사다니며 사람 만날 일이 많아 하루 걸러 하루 술을 마셔서 암에 걸린 건지, 결혼한 뒤로 시어머니와 내내 부딪히며 화를 삭인 게 암이 된 건 아닌지……. 그동안 살아온 날들을 돌아보며 암에 걸릴 줄 알았으면 술을 마시지 않았을 거라고, 화를 참지 않았을 거라고 후회합니다.

이럴 때 저는 암의 발생 과정을 설명드립니다. 암은 생각보다 오랜 기간에 걸쳐 서서히 진행되거든요. **암은 직경 1센티미터 정도의 덩어리가 되어야 임상적으로 진단이 가능합니다.** 그런데 한 개의 암 세포가 1센티미터 크기의 덩어리가 되려면 30번 분열을 하여 10억 개 정도로 증가한 뒤입니다. 암종마다 성장 속도가 다르긴 하지만 단시간에 1센티미터 크기로 자라진 않습니다. 또 이보다 앞서 정상 세포가 암으로 발전되기 전인 전암 단계에 이르기까지도 시간이 걸리기도 하고요.

　암세포는 이미 예전부터 몸 안에서 자라고 있었습니다. 특정 시점의 특정 행동 한두 가지가 암을 일으켰다고 보기는 어려워요. 암이 생기는 과정은 워낙 길고 복잡해 원인을 한두 가지로 단정하기 어렵습니다.

암 발생 요인[*]

각 요인에 의해 돌연변이가 일어나는 정도

미국 존스홉킨스대학교 연구팀이 분석한 '영국 여성들의 암 발생 요인' 연구에 의하면 대부분의 암은 환경·유전 요인보다 무작위 오류에 의한 경우가 높다.

그러니 후회하며 자책하지 마세요. 누군가 무얼 잘못해서 생긴 병이 아닙니다. 사람이라면 모두 나이들고 병드는 것처럼, 또 누군가는 교통사고로 병원 신세를 지는 것처럼, 그냥 벌어진 일입니다. 누구나 특별한 이유 없이 암에 걸릴 수 있고, 암에 걸리는 것을 100퍼센트 막을 수도 없습니다. 평균수명만큼 산다고 했을 때 3명 중 1명은 암에 걸리는 세상이에요.

암이 생긴 원인은 특정할 수 없습니다. 만약 특정할 수 있다 해도 바뀌는 건 없습니다. 시간은 되돌릴 수 없고 암은 저절로 사라지지 않아요. 그 사실을 받아들이세요. 자책도, 타인에 대한 원망도 치료에 도움이 되지 않습니다. 오히려 기운만 빠져 컨디션 관리에 애를 먹게 됩니다.

암 진단은 사망 선고가 아닙니다. 최근 5년 생존율이 70퍼센트를 넘었습니다. 전체 암환자 10명 중 7명이 5년 이상 생존한다는 뜻입니다. 20년 전 5년 생존율은 40퍼센트대, 10년 전은 50퍼센트대였습니다. 꾸준히 올라가고 있고 앞으로도 올라갈 겁니다. 의학이 발전하고 있으니까요. 조기에 발견된 암은 대부분 완치되는 추세입니다. 어느 정도 진행된 암도 짧은지 긴지 알 수는 없지만, 시간이 꽤 남아 있습니다. 병원에서 이야기하는 예상 생존 기간은 순전히 통계로 이루어진 겁니다. 말 그대로 평균이니 잘 맞지 않아요. 저는 환자가 치료를 열심히 그리고 흔들림 없이 받는다면 분명히 평균보다 오래 살 수 있다고 믿습니다.

새로운 삶을 설계하세요

후회는 무의미하다고 말씀드렸습니다. 그러나 점검은 다릅니다. 후회가 바꿀 수 없는 과거에 매달려 있는 거라면 점검은 더 나은 미래를 위해 과거를 돌아보며 개선할 부분을 찾는 겁니다. '암에 걸릴 줄 알았다면 하지 않았을텐데'는 후회고, '어떤 습관을 바꾸면 암에 걸릴 만큼 나빠진 건강을 회복할 수 있을까?'는 점검이죠.

기존의 생활 습관, 식습관, 삶을 대하는 태도를 돌아보세요. 건강에 나쁜 습관은 버리고 좋은 습관을 익히려고 노력해야 합니다. 암은 건강을 되찾을 기회입니다.

암이 완치되고 5년 이상 된 암 생존자들에게 어떻게 암을 이겨내고 건강을 되찾았는지를 물은 조사가 있습니다. 10가지 공통점이 발견되었는데요. 긍정적인 마음 갖기, 적극적인 삶 살기, 규칙적으로 운동하기, 건강한 음식 바르게 먹기, 금연과 절주, 정기적으로 건강검진 받기, 과로 피하며 나에게 맞는 생활하기, 사랑하는 사람들과 함께 하기, 사람들에게 마음 베풀기, 종교 생활하기 등이었습니다.

암 생존자들의 공통점이라고 하니 뭔가 특별한 것을 떠올리지 않으셨나요? 공통점 중에는 특별한 것이 전혀 없습니다. 우리가 익히 들어온 건강에 좋은 습관들이죠. 앞으로 어떻게 생활해야 할지 막막하시다면 10가지 공통점과 나의 생활을 비교해보세요. 그동안 따로 시간을 내 운동한 적이 없다면 이제부터 규칙적으로 운동하는 습관을 들이세요. 일만 하며 달려왔다면 과로와 멀어지세요. '일 중심'에서 벗어나 '나 중심'의 삶을 설계할 때입니다. 그렇다고 하루 아침에 생괄습관을 바꾸려고 하진 마세요. '넘어진 김에 쉬어간다'는 속담이 있습니다. 넘어지자마자 일어나려면 아파요. 암으로 넘어진 김에 쉬며 건강한 습관들을 들인다고 생각해주세요. 충분히 쉬고 일어나면 더 힘차게, 넘어진 경험을 발판삼아, 넘어지지 않고 잘 걸어나갈 수 있습니다.

암환자의
심리 반응 5단계

　환자마다 성격은 제각각이지만 암 진단에 대한 심리적인 반응은 크게 보면 비슷하게 흘러갑니다. 일단 '정말? 설마…… 아니겠지'라고 생각하며 현실을 부정합니다. 병이 있음을 받아들이지 못하는 겁니다. 아무리 부정해도 현실은 변하지 않으니 그 현실에 화가 나요. 나를 이렇게 만든 무언가를 찾아 분노하죠. 그러다 사회에 봉사도 하고 좋은 일을 하며 운명이나 신에게 협상을 구해보기도 합니다. 그렇게 온갖 노력을 하지만 현실은 변하지 않고 몸 상태는 나빠집니다. 결국 극도의 상실감을 경험하며 우울감에 젖어 있다가 서서히 현실에 순응하며 적극적으로 치료하게 됩니다. 즉 '부정 - 분노 - 협상 - 우울 - 수용'까지 다섯 단계의 심경 변화를 거치며 암을 받아들입니다.

암환자의 일반적인 심리 변화 과정

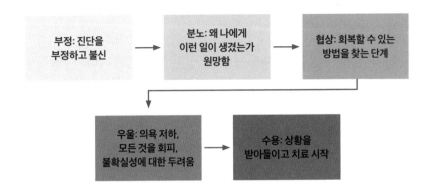

환자에 따라 모든 단계를 거치지 않을 수도 있고 순서가 다르게 나타나기도 합니다. 여러 단계가 한꺼번에 나타나기도 하고 분노 등 중간 단계에 멈춰 선 채 죽음을 맞이하는 경우도 있습니다. 물론 수용의 단계까지 잘 극복해나간다면 치료에도 보다 좋은 결과를 기대할 수 있습니다.

부정 : 오진 아닐까?

앞서 말씀드린 것처럼 암 진단을 받은 환자들의 반응은 대부분 "잘못된 거 아닌가요?"입니다. '에이…… 설마', '그럴 리가 없지, 잘못 알았겠지'와 같은 기분이 들며 의사가 틀리고 내 생각이 맞길 간절히 바랍니다. 검사 결과지를 보고 또 보고, 의사가 실수한 부분은 없는지를 되물어보고, 진료기록부를 열심히 살펴보지만 의심은 해소되지 않죠. 부정은 충격의 정도가 클수록 더욱 강하게 나타난다고 하네요.

이 과정에서 많은 환자들이 여러 병원을 전전합니다. 간암이면 간암, 대장암이면 대장암을 잘 본다는 대형 병원의 유명 교수들을 찾아가 같은 검사를 받고 또 받고, 같은 결과를 듣고 또 듣습니다. 그러다 보니 보호자와 환자가 부딪칠 수 있어요. 보호자 입장에서는 그렇지 않아도 충격을 받은 환자가 괜히 기운 빼는 게 안타깝고, 암은 치료비가 많이 든다는데 여러 병원을 다니느라 벌써부터 비용 부담이 생기는 게 아까울 수 있습니다. 반면 환자 입장에서는 여러 의사에게 같은 진단을 받으며 조금씩 자신의 병을 받아들이는 과정일 수 있습니다. 암이라는 낯선 세상에 여러 병원을 거치며 조금씩 적응해가는 과정일 수도 있어요.

암을 극복하는 데 가장 중요한 것은 환자의 마음가짐입니다. 그래서 의사인 저는 **환자가 원한다면 진단을 다시 받아 보는 것을 추천드립니다. 보호자의 역할은 가장 합리적인 선택을 하는 것이 아니라 환자를 지지해주는 것입니다.** 환자분의 행동이 마음에 들지 않고 비이성적으로 보이더라도 지지해주는 것이 중요합니다.

중복 진단이 절대적으로 무의미한 건 아닙니다. 암 진단 자체가 뒤집히는 경우는 거의 없지만 암의 기수나 진행 정도는 차이가 있을 수 있습니다. 검사는 암덩어리의 일부만 봅니다. 조직 검사

암 완치 로드맵

로 확인하기 전에 100퍼센트 정확도를 보이긴 어렵습니다. 이 경우 오진으로 인해 과도한 치료를 했을 경우 건강에 미치는 해악은 너무나도 큽니다. 약간의 비용적 여유가 있다면 오진 체크도 할 겸 환자의 불안한 마음을 다스리는 '약'을 구입하는 비용이다 생각하고 중복 진단하는 것도 괜찮습니다. 환자의 마음을 다잡을 수 있다면 이 정도 비용이 들어가는 것은 전혀 아깝지 않습니다.

다만 환자도 병원 두 곳에서 같은 진단이 나왔다면 그건 정확하다고 받아들여야 합니다. 병원 두 곳에서 똑같은 오진을 내릴 확률 자체가 높지 않고 아주 특수한 종류의 암이 아니라면 불가능에 가깝습니다. 그럼에도 불구하고 믿기지 않거나, 오진에 대한 불안이 크다면 한 군데 정도는 더 찾아가서 진단을 받아보길 바랍니다. 그래도 결과가 똑같이 나온다면 마음을 고쳐먹고 받아들여야 합니다. 실제로 많은 분들이 두 번째 진단 후에는 치료를 시작한다고 해요.

분노: 왜 하필 나야?

현실을 인정하거나 부정하거나. 두 선택지에서 부정이 사라졌습니다. 어쩔 수 없이 인정은 합니다. 그리고 그 순간 커다란 분노가 치밀어 오릅니다. 물론 슬픔과 공포에서 비롯된 것이지만 분노로 표현됩니다. 암에 걸려서 슬프고, 암 때문에 공포에 휩싸인 것이지만 암세포에게 화를 낼 수는 없습니다. 그래서 분노는 엉뚱한 대상을 향합니다. 환자의 성향에 따라 과거의 자신에게 화를 내기도 하고, 보호자에게 화를 내기도 합니다. 아주 작더라도 건강에 악영향을 미쳤을 것 같은 모든 대상을 원망하고 분노합니다. 표현을 순화해서, 몇 가지 예를 들어볼게요.

"내가 암에 걸린 건 모두 회사 때문이야. 야근에 주말 출근, 스트레스까지 주는데 어떻게 암에 안 걸리겠어."
"내가 암에 걸린 건 모두 당신 때문이야. 날 잘 챙겨줬어야지."
"내가 암에 걸린 건 모두 어릴 때 잘 못 먹었기 때문이야. 부모님이 막아주셨어야지."
"내가 암에 걸린 건 유전 때문이야. 다 소용없어."

이러한 분노는 일종의 '남 탓하기'에 해당합니다. 아무리 생각해도 암이라는 끔찍한 상황에 놓일 만큼 내가 잘못한 것이 없으니 분명 다른 누군가의 잘못 때문에 암에 걸렸을 거라고 생각하는 것이죠. 물론 책임질 사람을 찾아내서 보상을 받겠다는 마음은 아닙니다. **혼자서는 받아들이기 힘든 상황이니 고통 분담을 할 대상이 필요한 것뿐입니다.**

보호자께선 부정의 단계에서와 마찬가지로 환자를 적극적으로 지지해주세요. 보호자를 탓한다면 부정하거나 싸우지 마시고 받아주고 안심시켜주세요. 적극적으로 고통을 분담하기 위해 최선을 다해주세요. 보호자 입장에서는 잘못한 것 없이 온갖 화풀이를 당하니 억울하고 답답하겠지만, 이것도 질병 증상의 하나라고 생각하면 훨씬 대처하기 편할 겁니다. 환자가 진짜 악감정을 가지고 있는 것이 아닙니다. 단 환자의 분노가 싸움 등 문제를 일으킬 것 같은 부분에서는 적절히 끊어주어야 합니다. 암 치료만 해도 충분히 힘들고 버거운 과정이에요. 다른 곳에서 감정과 체력을 소모할 일은 가급적 만들지 않는 게 바람직합니다. 물론 환자 스스로 잘 조절하면 가장 좋지만, 경험상 그런 분은 몇 분 없었습니다.

젊은 환자들은 자신의 삶을 한창 일궈가고 있는 중에, 자녀가 한창 자라고 있는 중에 암 진단을 받습니다. 이 경우 '왜 하필 지금' '이 중요한 순간에' 암이 찾아와 자신은 물론이고 가족의 삶까지 통째로 파괴했다고 느낍니다. 전혀 예측할 수 없었던 것으로부터 인생을 빼앗긴 분노가 강하게 일어납니다. 평소 계획적이고 꼼꼼한 성격이었다면 더욱 충격이 큽니다.

환자가 가족의 생계나 자아실현에 대한 분노를 표현한다면 그저 지지하고 받아들여주는 것만으로는 해결되지 않는 경우가 많습니다. 현실적인 대처가 환자를 진정시킬 수 있으니 의사에게 도움을 요청하세요. 암에 걸렸다고 당장 직장이나 학업을 그만둬야 하는 건 아닙니다. 의사와 상의해 치료를 받으며 사회 생활을 유지할 수 있는 방법을 찾으면 환자는 훨씬 수월하게 마음을 다잡을 수 있습니다.

협상: 여지가 있을 거야

부정과 분노의 단계를 거치면 겉으로는 안정을 찾은 것 같은 시기가 옵니다. **하지만 현실을 완전히 받아들인 건 아닙니다.** '인정은 하겠어. 그런데 여지는 있을 거야'라고 생각하며 현실을 바꿔보려고 노력합니다.

일부 환자들은 운명이나 신에게 타협을 시도합니다. 평소에 하지 않던 봉사 활동을 하고, 사회 단체나 절, 교회에 기부나 헌금을 하죠. '좋은 일을 했으니 내게도 좋은 일이 생기게 해주세요' 하고 바라는 겁니다.

대부분의 경우 협상은 건설적인 방향으로 나타납니다. 치료를 적극적으로 고민하고 일부 환자의 경우 치료를 받기 시작합니다. 음식도 가려 먹고, 몸에 해로운 건 적극적으로 피합니다. 산속으로 들어가 사는 걸 고려하는 환자도 있고, 아주 드물지만 암 진단 이전보다 훨씬 바람직한 모습으로 생활하는 환자도 생깁니다. 이 모든 노력에는 좋은 일을 하면, 열심히 치료를 받으면 좋은 결과가 있을 거라는 간절한 바람이 담겨 있습니다. 최선을 다한 결과로 암 덩어리가 작아지면 좋겠지만, 바람은 바람일 뿐 안타깝게도 현실은 그렇지 않은 경우가 대부분입니다.

우울: 어떤 것도 소용없어

모든 것을 감내하며 최선을 다했는데 원하는 결과를 얻지 못하는 경우 환자는 굉장한 상실감을 경험합니다. 의욕이 저하되며 우울하고 무기력해지죠.

협상, 우울의 단계에는 많은 인내심이 필요합니다. 환자는 늘 치료가 잘 되길 바라지만, 치료는 잘 될 때가 있고 잘 안될 때도 있어요. 하지만 자신에게 맞는 방법을 찾아 열심히 치료하다 보면 대부분 효과를 보죠. 생각같이 쉽게 풀리지 않더라도 너무 빨리 실망하고 포기하기보다는 지속적으로 치료를 받는 것이 중요합니다.

말이야 쉽지만 실제로 감정을 조절해야 하는 환자에게는 결코 쉬운 일이 아닙니다. 보호자의 도움이 필요해요. **항상 용기를 북돋아주세요.** 특히 치료 결과가 좋지 않을 때일수록 치료를 계속 이어갈 수 있게끔 도와주어야 합니다.

환자의 마음 상태를 주도면밀하게 관찰하면서 우울감이나 불안감이 지나칠 경우 의사와 상담하여 교정할 수 있도록 해주세요. 암환자에게 우울감이 나타나는 건 어느 정도는 자연스럽고 어쩔 수 없는 부분이지만, 심한 우울증으로 빠지는 경우는 막아야 하니까요.

수용 : 차분히 치료받겠습니다

감정을 잘 조절하다 보면 마음의 평안을 얻는 수용의 단계에 이르게 됩니다. 죽음에 대한 공포에서 어느 정도는 벗어나고 이전까지의 삶에 대한 미련도 놓아준 상태입니다. 이제부터 환자는 누군가의 말 한마디, 치료에 대한 반응 하나하나에 쉽게 휘둘리지 않습니다. 평안한 상태를 유지합니다. 수용 단계에 이르면 환자는 차분하고 안정적으로 치료를 받습니다.

다섯 단계를 거치는 시간이 짧으면 짧을수록 환자와 가족 모두가 편안합니다. 환자가 빠르게 암을 받아들인 거니까요. 이를 위해 환자는 자신의 감정을 있는 그대로 인정하는 것이 좋습니다. 보호자는 환자를 이해하려 노력하고, 두려움에서 벗어나도록 도와야 합니다.

마음보다
머리로 바라보세요

사기꾼을 조심하세요

암 진단을 받으면 누구나 충격을 받는다고 여러 차례 말씀드렸습니다. 충격에 휩싸이면 이성을 잃고 감정적이 되기 쉽죠. 그런데 암 진단을 받으면 여러 가지 결정이 필요해요. 당장 어느 병원에서, 어느 의사에게, 어떻게 치료를 받을지부터 정해야 합니다. 환자들은 의사의 말을 따르겠다고 하지만, 엄밀히 말하면 환자가 의사의 말을 따르겠다고 '결정'하는 것입니다. 모든 판단과 결정은 환자의 몫이죠. 감정적인 상태에서 결정을 내리면 후회할 가능성이 높아요. 마음을 가라앉히고 이성적으로 생각해야 올바른 결정을 내릴 수 있습니다.

인터넷이나 커뮤니티 등에서 정보를 찾을 때도 마찬가지입니다. 정보가 넘쳐나는 세상이에요. 이성적으로 판단하여 잘못된 정보는 거르며 받아들여야 합니다. 병원 홈페이지에 올라온 정보, 암 치료 중이거나 완치 판정을 받은 분들의 경험담은 도움이 됩니다. 반대로 '세계 최초', '기적 같은' 등으로 시작하는 것들은 사실이 아닐 확률이 크죠. 지인들이 걱정되는 마음에 전해주는 이야기도 와전되거나 사실이 아닐 확률이 아주 높아요. 마음만 받는 게 현명합니다.

마음이 앞설수록 이성적으로 바라보려고 노력하세요. 생명과 직결되는 문제입니다. 객관적이고 냉정하게 바라보며 옳고 그른 것을 잘 파악해야 합니다.

암은 아직 완전히 정복하지 못한 질환입니다. (O)
이제 말기 암도 완치시킬 수 있게 되었습니다. (X)

이렇게 명료한 이야기라면 속는 사람도, 속이는 사람도 없을 겁니다. 하지만 다른 사람을 현혹해 이익을 취하려는 사람들이 있고, 지푸라기라도 잡고 싶어 하는 암환자들이 있다 보니, 결국 피해를 보는 경우가 생깁니다. 가볍게는 암에 좋다는 XX 식품을 사먹는 것부터, 크게는 △△△ 치료법으로 암을 고친다며 큰 돈을 지불하고, 그 치료받느라 정작 병원 치료는 못 받고 일찍 돌아가시는 분들까지 다양합니다. 지켜보는 입장에선 정말 답답하죠.

　속지 말아야 합니다. 그러기 위해서는 정말 많은 공부를 해야 하고, 어느 정도 마음의 평정도 찾아야 합니다. 정확히 알고 있고, 이성적으로 판단해야 속지 않을 수 있습니다. 물론 쉬운 일은 아니에요. 대부분의 암환자는 조금이라도 도움이 된다면 모든 방법을 활용하고 싶어 합니다. 아직 현대 의학이 밝혀내지 못했지만 암을 없앨 수 있는 무언가가 있을 거라고 생각하죠. 특히 병원 치료가 빠른 효과를 보여주지 않으면 불안한 마음에 다른 것들을 적극적으로 찾기 시작합니다. 차라리 도움이 안 되는 선에서 그친다면 다행입니다만, 해가 되는지도 확실치 않은 것들이 상당수입니다. 돈도 돈이지만 이런 경우 큰 문제로 이어질 수 있어요.

　다행인 점은 이 모든 과정에 의사라는 도우미가 있다는 겁니다. 지나치게 보수적인 의사들도 있지만, 그래도 가장 신뢰할 수 있다는 점은 바뀌지 않습니다. 많이 공부하고 판단하되, 정말 중요한 결정이나 스스로 판단이 어려운 부분은 의사에게 꼭 물어보세요. 우리나라 의료 수준은 세계적으로 봐도 훌륭한 편이니까요.

〈사기를 피하는 법〉

　1. 쉽게 완치를 주장하는 보조요법은 일단 의심하세요. 특히 병원에 가지 말라는 요법, 약초 등은 피하세요.
　2. 모든 암에 효과적이라는 약이나 요법도 조심하세요. 환자마다

암 종류가 다르고 같은 암이어도 부위에 따라, 종양 종류에 따라 또 다릅니다. 같은 암이어도 환자마다 쓰는 약이 제각각인데 일률적으로 듣는 약이나 요법이 있다는 건 불가능합니다.

3. 판단이 서지 않는다면 의사와 상의하세요. 특히 통합 의학을 공부한 의사라면 표준 치료 외적인 부분에서도 도움을 줄 수 있습니다.

암 진단을 받았다면 시간이 충분하지 않으니 효율적으로 공부할 수 있는 방법을 알려드릴게요. 일단 현대 의학부터 이해하세요. 공신력 있는 곳에서 제작한 암에 관한 다큐멘터리, TV 프로그램이 가장 쉽게 설명합니다. 그리고 의료인이 쓴 책들을 다양하게 보세요. 편견 없이 정보를 익힐 수 있습니다. 'XXX 치료법', '△△△ 요법' 등 새로운 치료법에 대한 책들이 먼저 눈에 들어오겠지만 지금 당장은 도움이 되지 않으니 나중으로 미루세요.

암에 대해 어느 정도 알았다면 전문 의학 서적을 한 권 정도 읽는 걸 추천합니다. 읽어도 이해되지 않고 낯선 용어들 투성이어도 겁내지 마세요. 용어 하나하나 찾아가며 읽다 보면 나와 관련된 부분들이 조금씩 보이며 조금씩 이해도 됩니다. 그 정도로 무슨 도움이 될까 싶겠지만 본 것과 안 본 것의 차이는 작지 않아요. 의사들이 쓰는 용어에도 익숙해질 수 있고, 내가 어떤 상황이고, 어떤 치료를 받는지에 대해서도 감이 잡히니까요.

나의 상황과 내가 받는 치료에 대한 이해가 되었다면 이제 식사법, 생활 습관, 주거 환경 변화에 관한 정보를 살펴보세요. '암환자를 위한 식단', '암환자라면 바꿔야 할 생활 습관' 등 이 부분에 대해서는 정설이 없기 때문에 책마다, 전문가마다 제각각의 목소리를 내고 있지요. 그러니 내 상황에 대한 이해를 바탕으로 나에게 맞는 식사법, 생활 습관 등을 찾아보세요.

인터넷 정보는 가짜가 더 많습니다

정보를 쉽게 구할 수 있는 세상입니다. 의사에게 물어야만 알 수 있던 지식들도 인터넷에 공개되어 있습니다. 의사들이 먼저 궁금한 걸 알려주겠다며 인터넷에 전문지식을 쉽게 풀어 공유하는 경우도 많습니다. 외국 자료도 어렵지 않게 구하고 볼 수 있습니다. 영어에 능숙하지 않아도 번역기를 돌리면 이해할 수 있는 수준으로는 한글로 번역해볼 수 있어요. 환자가 마음만 먹으면 암에 대해 원하는 만큼, 궁금한 만큼 공부할 수 있습니다.

아주 긍정적인 상황이면서 반대로 우려되는 상황이기도 합니다. 인터넷에 세상의 모든 정보가 올라와 있다고 해도 과언이 아니지만, 그 정보들이 모두 사실은 아니니까요. 질적인 면에서 장담할 수 없는 부분이 많습니다. 특히 의학 정보에 있어서는 더욱 조심스럽습니다. 인터넷에 △△△ 요법이 좋다고 해서 시도했는데, 이 요법이 오히려 암을 악화시킬 수 있는 것이었다면, 상상하고 싶지 않은 결과를 초래할 수도 있습니다. 이 경우 차라리 정보를 접하지 않았더라면 문제도 생기지 않았을 겁니다. 정보가 없느니만 못한 거죠.

어떤 정보를 걸러야 하는지를 판단하기 어렵다면 출처가 분명하고 공신력 있는 기관이나 전문 의사가 올린 정보만 믿고 따르세요. 보수적이긴 하지만 가장 안전한 방법입니다. 또 암에 대해 조사하다 보면 여러 곳에서 공통적으로 반복되는 이야기가 있습니다. 바로 그런 정보는 신뢰해도 위험하지 않습니다.

또 어떤 목적으로 올렸는지도 살펴봐야 합니다. 겉으로는 그럴듯해 보이지만 알고 보면 민간요법이나 특정 식품을 홍보하려는 속셈이 숨어 있는 경우도 많습니다. 방송이나 신문 기사에 나왔어도 사실이 아닐 수 있습니다. 언론도 결국 대중의 관심을 먹고 살아요. 대중의 관심을 끌기 위해 과장하거나 선정적으로 보도할 수 있습니다. 간접적인 광고를 포함하고 있을 수도 있고요. 그러니 이면의 내용을 정확히 파악해야 합니다.

인터넷의 정보들은 대부분 일반론적인 이야기라는 점도 염두에 두어야 합니다. 가급적 많은 사람에게 도움이 되기 위해 올리는 정보이기 때문에 개개인의 특수한 상황보다는 일반적인 이야기를 올립니다. 인터넷에서 '암에 좋은 음식'을 찾는 것보다 담당 의사에게 '무얼 먹는 게 좋을까요?'라고 묻는 것이 낫습니다. 다만 무작정 묻기보다는 인터넷이나 책으로 일반적인 내용을 공부한 뒤에 환자인 나에 해당하는 사항을 물어보세요. 보다 정확하고 구체적인 답을 얻을 수 있습니다.

경험과 전문 지식은 다릅니다

인터넷에서 정보를 구하는 환자들도 많지만 위로를 얻는 환자들도 많습니다. 암환자나 가족을 위한 인터넷 환우회와 커뮤니티가 대표적이죠. 포털사이트 커뮤니티만 검색해도 전체 암환우를 위한 모임을 시작으로 지역별, 연령별, 암종별 모임, 식단, 치료법에 대한 모임 등 다양한 모임들이 많습니다. 궁금한 것을 서로 묻고 답하며 정보를 교환하거나 투병일기나 치료를 하며 힘든 점을 올리며 위안을 얻기도 합니다. 짧은 진료 시간 때문에 의사에게 묻지 못했던 것들을 커뮤니티에 물으며 도움을 얻기도 해요.

커뮤니티 역시 환자에게 긍정적인 영향을 주기도 하지만 부정적인 영향을 주기도 합니다. 암 치료는 기간이 길고 고통도 상당한만큼 치료 의지를 이어가는 것이 쉽지 않습니다. 치료 결과가 좋으면 그나마 고통을 참을 만하지만, 치료 결과는 좋을 때도 있고 나쁠 때도 있습니다. 증상이 나아질 때도 있지만 악화될 때도 있고요. 이럴 때 커뮤니티에서 비슷한 처지의 환우들의 경험담을 읽고, 이야기를 주고받으면 마음의 위안을 얻으며 치료 의지를 유지할 수 있습니다. 암환자의 경우 고립감으로 힘들어하는 경우가 많아요. 커뮤니티에서 소통하며 고립감에서 벗어날 수도 있지요.

반대로 부정적인 영향을 받을 수 있습니다. 사이비종교에 빠지듯이 이상한 민간요법에 휩쓸릴 수 있고, 의사에게 물어야 할 것들을 커뮤니티에 묻고 엉뚱한 답을 믿게 될 수도 있습니다. 또 일부 커뮤니티에서는 항암제나 건강보조식품을 사고팔기도 합니다. 암 완치 판정을 받고 기쁜 마음에 남은 약을 회원들에게 무작정 나눠주는 경우도 적지 않습니다. 선의에서 비롯됐더라도 환자에게는 위험할 수 있습니다. 유효 기간이 얼마나 남았는지도 모르고 변질된 약일 수도 있으니까요. 그리고 무엇보다 개인간에 약을 사고파는 것은 불법행위입니다. 사도 안 되고 팔아도 안 되는 행위예요.

커뮤니티에 가입하기 전에 몇 가지 기준을 두고 살펴보세요. 가장 쉽게는 회원 수가 많고 활동 기간이 오래된 커뮤니티에 가입하는 것이 안전합니다. 커뮤니티 글 중간에 계좌번호가 있거나 돈을 송금하라는 등 상업적 내용이 있다면 피하세요. 또 회원 약관에서 의약품 거래와 광고성 글을 금지하는지, 운영자가 수시로 확인하며 삭제하고 글을 올린 회원에게 제재를 하는지도 확인해보세요. 한두 명이 유난히 열심히 활동하는 곳보다는 다수의 회원들이 자발적으로 활동하는 커뮤니티가 좋습니다. 그래야 많은 사람들의 다양한 의견을 종합적으로 들을 수 있어요.

암 완치 로드맵

암에 대해
알아야 합니다

'내 암'의 종류와 병기가 중요합니다

암은 우리 몸 어느 곳에서나, 대부분의 세포에서 발생할 수 있습니다. 그만큼 암의 종류는 다양합니다. 또 같은 암이라도 심각도에 따라 전혀 다른 증상이 나타나기도 하죠. 암환자 개개인마다 암 특성이 다를 뿐 아니라, 환자 몸 안의 암세포도 모두 다른 특성을 가지고 행동합니다. 게다가 암세포는 시시각각 상황에 따라 변합니다. 그러니 같은 암, 같은 심각도라도 환자의 상태에 따라 치료 방법이 달라집니다.

암을 치료하는 방법은 크게는 수술, 항암제, 방사선으로 나뉘지만 수술만 해도 로봇 수술, 복강경 수술, 개복 수술 등 다양한 방법이 있습니다. 같은 수술을 했어도 떼어낸 조직의 크기와 절개한 정도, 수술 시간에 따라 결과가 전혀 다르게 나타날 수 있죠. 항암제도 먹는 약이 있고 주사제가 있으며 현재 등록되어 사용되는 항암제만 110가지가 넘습니다. 항암제에 따라 부작용이 다르고 같은 항암제라도 환자마다 다른 부작용을 호소합니다.

암 치료 과정은 환자가 백이면 백, 모두 다르다고 해도 과언이 아니라는 말입니다. 그러니 암 진단을 받았다면 암이 어떤 질환이며 어떻게 진행되는지를 충분히 공부하고, 내가 걸린 암은 어떤 종류이며 지금 나는 어떤 상황에 처해 있는지를 정확하게 파악해야 합니다.

암은 워낙 다양한 곳에서 다양한 방식으로 문제를 일으키기 때문에 필요에 따라 다양한 유형으로 나눠 설명하곤 합니다. 가장 기본적으로는 암의 종류와 상태를 알아두어야 해요.

암은 생긴 부위에 따라 이름을 붙입니다. 위장에 생기면 위암, 갑상선에 생기면 갑상선암이 되는 거죠. 인종, 국가, 성별, 나이, 생활 습관, 식이 습관 등에 따라서 다양한 부위에 암이 발생할 수 있는데, 특히 한국인에게 발견되는 가장 흔한 암으로는 위암, 폐암, 간암, 대장암, 유방암, 갑상선암, 자궁경부암 등이 있습니다. 또 같은 부위에 생기더라도 발생된 세포에 따라 비소세포성 폐암, 선암 등의 이름을 추가로 붙입니다.

암의 상태는 크게 세 종류로 나눕니다.

가장 쉽게는 초기, 중기, 말기로 나눕니다. 흔히 임상에서 일반인들이 주변에 암환자가 있다면 "어느 정도 진행됐대? 초기래? 중기래?"라고 물을 때 자주 사용하는 방식이죠. 초기는 수술 외 다른 처치가 필요없이 완치가 가능합니다. 중기는 초기와 말기를 제외한 상태로 수술, 항암 화학 요법, 방사선 치료 중 두 가지 이상의 치료를 하고 관리한다면 완치 가능성을 볼 수 있습니다. 말기는 의사가 기대 여명을 말하는 상황입니다.

의사는 보통 1기, 2기, 3기, 4기 등 기수로 나누는 방식으로 환자, 환자 보호자와 소통합니다. 이 방식은 암이 얼마나 파고들었고 얼만큼 전이되었는지를 기준으로 암이 전신에 미치는 영향을 고려하여 기수를 나눕니다. 환자가 얼마나 위중한지 직관적이고 쉽게 이해할 수 있어요. 암종이 다르더라도 기수가 같으면 비슷한 상태라고 생각하면 됩니다. 1기는 주로 종양이 한 군데에 얌전히, 거의 파고들지 않은 상태를 뜻하며 2기는 주위 림프절을 침범하기 시작했지만 종양이 처음 발생한 부위에 국한된 상태, 3기는 암이 직접 혹은 림프관을 통해 주변 조직을 침범한 단계로 멀리 전이되진 않았지만 수술이 힘든 상태입니다. 4기는 암이 다른 장기로 전이된 단계로 암세포가 혈액을 통해 돌아다니며 몸의 어디든 침범하고 있는 상태를 말합니다. 몇 기인지에 따라 생존율, 치료법이 달라집니다.

요즘은 1기a, 1기b, 2기a, 2기b 식으로 숫자 뒤에 알파벳을 붙여 더욱 세부적으로 나누기도 해요. a, b, c를 붙이는 기준은 암 종류별로 차이가 커서 일률적으로 말씀드릴 수는 없지만 a에서 b, c로 갈수록 더 안 좋은 상황을 의미하는 건 같습니다. 1b여도 1기에 속하기 때문에 2a보다는 양호한 상태입니다.

의학적으로 가장 보편적으로 활용되는 분류는 TNM입니다. 뒤에 설명하겠지만 암환자의 예후와 치료 방법에 가장 큰 영향을 주는 요소가 침윤과 전이입니다. 이 두 가지를 정확히 표시하기 위한 방식이 TNM이죠.

TNM의 T$_{tumor}$는 종양의 크기와 몸속으로 파고든 정도를 의미합니다. T1~T4까지 있으며 종양이 점막층까지 파고들면 T1, 더 깊이 들어가서 근육층까지 침범했으면 T2, 장기 내부로 파고들면 T3, 주변 장기로 넘어가기 시작하면 T4로 구분해요.

N$_{lymph node}$은 종양이 림프절에 퍼졌는가를 나타냅니다. 림프관은 혈관처럼 온몸에 퍼져 있으면서 림프액이 지나가는 통로입니다. 우리 몸의 고속도로라고 생각하면 됩니다. 암이 림프관에 들어오면 다른 림프절로 멀리멀리 퍼져나갈 수 있습니다. 침범된 림프절의 개수, 크기, 위치 등에 따라 N1, N2, N3 등으로 나눕니다. N0은 종양이 림프절에 퍼지지 않은 상태를 말하고 N 뒤에 붙은 숫자

가 커질수록 암이 보이는 림프절이 많습니다. 당연히 N0의 예후가 가장 좋습니다.

M_{metastasis}은 원격 전이를 뜻합니다. 종양이 주변뿐 아니라 멀리 떨어진 곳으로도 번졌는지를 보는 거죠. "폐암이 간으로 전이되었습니다"와 같은 상황이 있는지 없는지를 나타냅니다. 원격 전이가 없으면 M0, 있으면 M1입니다.

환자의 서류에는 이 세 가지 정보를 한 줄로 나열해 'T3N1M0' 식으로 기록합니다.

폐암의 병기 분류

임상	병기	TNM	설명
초기	0기	TisN0M0	상피에 국한된 종양
	1기A	T1N0M0	2cm 이하 전이 없음
	1기B	T0~1N1M0	림프절 전이가 약간 있음
중기	2기A	T0~1N1M0, 2N1M0	종양이 2~5cm이거나 림프 전이 1구역 있음
	2기B	T2N1M0, T3N0M0	2~5cm의 종양이 있고 림프 전이 1구역 혹은 5cm 이상의 종양
	3기A	T0~2N2M0, T2N1M0	림프절 2구역 전이 혹은 5cm 이상이면서 1구역 전이
	3기B	T4N0~2M0	종양이 흉벽, 피부 침습
말기	3기C	T0~4N3M0	림프 3구역 전이
	4기	M1	원격 전이

암의 네 가지 특성을 알아두세요

어떤 암은 초기부터 온갖 증상이 나타나는 반면 어떤 암은 말기까지 아무런 증상 없이 진행됩니다. 어떤 암은 10년 넘게 천천히 증식하기도 하고, 어떤 암은 생존율이 95퍼센트를 넘죠. 이렇듯 암 종류마다, 그리고 같은 암이라도 암종의 조직학적 특성에 따라 증상이나 진행, 치료 과정과 예후가 천차만별입니다.

치료 방향과 계획을 세우기 위해서는 내 암의 특성부터 파악해야 하죠. **특히 5년 생존율, 증상 발현의 시기와 정도, 치료 방법 및 그에 따른 부작용, 전이 및 재발률 등 대표적인 네 가지 특성을 종합적으로 고려하세요.** 물론 의사가 강하게 권하는 방법이 있지만, 환자의 생명과 삶이 걸린 일이기에 의사도 환자의 의견을 묻는 일이 분명 있습니다. 그때 고민하고 선택하려면 시간이 넉넉하지 않아요. 미리 생각해두는 것이 바람직합니다.

5년 생존율

환자들이 가장 궁금해 하는 항목입니다. "생존율은 어떻게 되나요?"라고 물으면 보통 5년 생존율을 말씀드립니다. 5년 생존율은 암 치료를 받은 후 5년 이내에 그 암으로 사망하지 않을 확률을 말해요.

그런데 왜 5년일까요? 의학적으로 암 치료를 받은 후 암으로 인

주요 암종 요약병기별 5년 상대생존율: 남녀전체, 2014-2018[*]

(단위: %)

발생 순위	암종	요약병기							
		국한		국소		원격		모름	
		환자 분율	생존율	환자 분율	생존율	환자 분율	생존율	환자 분율	생존율
	모든암	44.0	90.6	29.4	73.1	18.2	23.3	8.3	54.8
1	위	63.9	96.9	61.7	61.7	10.9	5.9	4.9	40.2
2	갑상선	40.5	100.6	52.2	100.2	0.8	60.5	6.5	99.1
3	폐	22.1	71.7	26.3	41.4	43.8	8.9	7.8	23.5
4	대장	35.4	93.8	42.8	81.7	16.5	19.5	5.3	53.6
5	유방	58.3	98.9	33.7	92.4	4.9	40.2	3.1	84.0
6	간	45.9	59.8	24.7	21.6	15.3	2.8	14.0	26.6
7	전립선	52.9	102.6	23.9	98.6	10.3	44.9	12.9	92.0
8	췌장	11.3	42.7	30.7	17.0	46.3	1.9	11.6	14.4
9	담낭 및 기타담도 기C	23.4	52.9	42.4	33.9	22.6	2.5	11.6	13.1
10	신장	72.0	97.4	11.1	78.5	11.4	15.1	5.5	63.7

한 영향이 없는 상태로 5년이 지난다면, 그 이후에 생기는 일은 암

으로 인한 것이 아니라고 규정하기 때문입니다. 암종에 따라 오랜 기간 영향을 미치거나, 긴 시간이 지나도 재발 위험이 있거나, 좀 더 장기간의 생존율을 볼 필요가 있는 경우에는 10년 생존율을 사용하기도 하지만 5년 생존율이 보편적입니다.

생존율은 치료 목표를 완치로 할지, 암으로 인한 증상을 억제하며 남은 삶의 질을 높일지를 결정하는 기준이 됩니다. 생존율이 높다면 치료에 따르는 고통과 부작용을 감내하며 치료를 강행하지만 생존율이 낮다면 환자의 삶의 질에 더 집중할 수도 있습니다. 물론 그 결정은 누구의 강요도 없이 환자 스스로 내려야 하고요.

증상 발현 시기

초기 증상이 강하게 나타나는 암은 조기 진단이 가능합니다. 조기 진단을 하면 생존율이 크게 향상되죠. 대신 빠르게 완치할 수 있는 상황이 아니라면, 투병 생활이 좀 더 고통스럽습니다. 암으로 인한 각종 증상을 억제하기 위해 강한 약들을 사용하는 동시에 치료를 병행하게 되니 암 증상에 약 부작용이 겹치니까요. 때로는 일상생활이 어려울 수 있어요. 이런 경우 직장생활이나 학업은 어느 정도 정리하고 투병에 전념하는 것이 좋습니다. 반대로 초기 증상이 거의 없고 서서히 진행되는 암이라면 섣불리 직장을 그만두거나 학업을 미루지 말고 증상이 나타날 때까지는 평소와 같은 생활을 유지하는 게 나을 수 있습니다.

[암환자 사례 보기]

수민 님은 60대 초반의 남성 환자로 폐암 1기 수술 후 갑자기 컨디션이 저하되고 숨이 차 내원한 케이스였습니다.

수술을 한 병원에서는 퇴원할 때 폐를 많이 절제하긴 했으나 추가로 항암이나 방사선 치료를 받지 않아도 되니 다시 일을 해도 된다고 했고, 환자 본인역시 숨이 차긴 하지만 사무직이니 일을 해도 무리가 없을 거라고 판단해 출근을 시작했다고 했습니다. 하지만 출근을 하니 피로가 몰려오기 시작했고 숨가쁨도 조금씩 심해졌습니다. 결국 일상생활까지 어려워져 저희 병원에오셨습니다.

이야기를 나눠보니 밀린 업무를 처리하느라 야근도 잦았고, 스트레스도 적지 않았습니다. 충분한 휴식이 필요한 상태라 입원해 치료를 하며 체력과 면역력을 끌어올리기로 했습니다. 고주파 온열암 치료와 싸이모신 알파, 미슬토 등 면역 치료를 진행하는 동시에 몇 가지 검사를 통해 부족한 영양소를 채우며 컨디션 회복에 집중했습니다. 퇴원 후에도 출근은 하되 업무량을 줄여몸에 무리가 가지 않도록 주의하도록 당부드리고 통원 치료를 병행했습니다. 2개월 정도 지나 정상적인 회사 생활을 할 수 있어 치료를 종료했고, 일상생활을 유지하면서 폐활량도 자연스럽게 충분히 좋아졌습니다.

암 치료가 끝나면 바로 직장으로 돌아가고 싶다는 환자들이 있습니다. 거꾸로 무리했다가 암이 재발할까 봐, 상태가 좋아지지 않을까 봐 일을 하지 않겠다는 환자들도 있습니다. 두 경우 모두 다소 극단적입니다. 암으로 인한 증상과 치료 스케줄, 환자 본인의 컨디션을 동시에 고려해 일상생활을 조율하는

태도가 필요합니다. 특히 일은 몸에 무리가 가지 않는 선에서 적당히 하면 건
강을 유지하는 데 도움이 됩니다.

치료 계획과 부작용

의사가 권하는 치료 계획과 부작용도 중요한 요소입니다. 수술,
방사선, 항암제 치료 모두 부작용이 만만치 않은 치료입니다. 수술
범위와 부위, 방사선 조사 부위, 항암제 종류에 따라 나타나는 부
작용의 종류와 강도도 다양하고요. 그러니 치료 중 나타날 수 있
는 일들을 의사에게 꼭 물어보고 그에 따른 대비를 하는 것도 필요
합니다. 치료 계획과 부작용에 따라 입원 위주의 생활이 나을 수도
있고 병원 근처에 임시 거처를 마련하고 생활하는 게 나을 수도 있
습니다.

전이 및 재발률

전이와 재발률은 치료 이후의 삶에 영향을 미칩니다. 보통 암 치
료가 어느 정도 끝나면 주기적으로 추적 관찰을 하며 일상생활로
복귀합니다. 이 시기부터는 재발률이 중요해요. 지금 당장은 완치
된 것 같아도 재발률이 높다면 긴장을 늦출 수 없습니다. 특히 긴
시간이 지나 재발할 확률이 높은 암이라면 지속적인 관리가 필요
합니다. 반대로 재발이 드문 암이라면 보다 조금은 안심하고 일상

생활로 돌아가도 괜찮습니다.

성장, 침윤, 전이 3가지를 막아야 합니다

치료를 시작하면 가장 중요한 것은 치료에 대한 반응입니다. 암이 치료에 잘 반응하고 있는지를 평가해 방법을 유지하거나 바꾸는데요. 이때 평가하는 기준이 암의 성장과 침윤, 그리고 전이입니다.

성장

가장 직관적인 지표는 성장입니다. 암의 크기가 작아졌는지 커졌는지를 보는 건데요. 치료 중 일정한 주기로 엑스레이나 CT 등 검사를 합니다. 이전 결과와 비교해 암이 점차 커지고 있다면 상태가 점점 나빠지고 있는 거죠. 치료 효과가 없는 겁니다. 반대로 암이 점점 작아지고 있다면 치료가 효과를 보이는 거죠.

이렇게 설명하면 암의 성장을 판단하는 것은 무척 명쾌하게 들립니다. 하지만 현실에선 그렇지 않아요. 촬영 방법에 따라 암의 크기가 다르게 보이는 경우가 있거든요. 엑스레이나 CT는 물체를 자른 단면을 촬영하는 검사입니다. 종양을 자른 단면만 보여주죠. 같은 종양을 두고도 모서리 쪽을 촬영하면 작아 보이고 가운데를 찍으면 커 보입니다. 그러다 보니 일부 사진만 갖고 실수로 암이 작아졌다고 잘못 판단하는 경우가 생길 수 있습니다. 실제 진료에서도 아주 드물게 생기는 일이기도 하죠.

침윤

침윤은 암이 몸속으로 파고드는 것을 말합니다. 암이 주변 장기로 얼마나 번져 나갈지를 알 수 있는 지표지요. 크기가 작고 성장이 느리더라도 암이 몸속으로 빠르게 파고들며 여기저기 번져 나갈 준비를 하고 있다면 분명 좋지 않은 상황입니다. 반대로 침윤이 없으면 치료도 훨씬 수월합니다. 수술로 종양을 제거한 뒤 치료를 종료하는 경우가 많아요. 항암 화학 요법 같이 온몸에 영향을 주는 치료를 하지 않거나, 조금만 해도 되기 때문에 환자의 고생도 덜하죠. 때문에 침윤은 치료 계획을 세우고, 치료 반응을 평가하는 데 있어서 중요한 지표입니다. 이미 어느 정도 파고들었다 해도 치료를 통해 더 파고드는 것을 막았다면 전이의 위험이 크게 줄어듭니다. 환자는 그만큼 더 오래 살 수 있고 치료율도 높아지니 효과적인 치료라 할 수 있죠.

전이

마지막 지표는 전이입니다. 전이는 단순히 종양이 다른 곳에 한 개 더 생긴 것만을 의미하지 않습니다. 가령 대장암이 폐로 전이된 것과 대장암 환자에게 폐암이 추가적으로 생긴 것은 다릅니다. 물론 결과적으로 보면 대장과 폐에 암이 있는 상황은 같지만 의미는 상당히 다르거든요. 이해하기 쉽게 씨앗과 토양에 비유해보겠습니다.

민들레 씨앗이 바람을 타고 날아다니다 여기저기에 정착합니다. 그중 비옥한 땅에 앉은 씨앗은 싹을 틔우고 아스팔트에 앉은 씨앗은 그대로 죽을 겁니다. 암도 마찬가지예요. 한 곳에 머물러 있던 암세포들이 혈관에 올라탑니다. 혈관에 들어간 암세포는 혈액을 타고 몸 여기저기를 돌아다니다 어딘가에 정착하죠. 암세포가 살아남기 나쁜 곳에 정착한다면 죽어가고, 살 만한 좋은 곳이면 자라기 시작합니다.

암이 전이되었다는 건 암세포가 혈관을 타고 온몸을 돌아다니며 싹을 틔울 곳을 찾고 있는 겁니다. 언제 어디에서 싹이 자랄지 모르니 전이된 곳만 치료하는 것으로는 부족할 수 있어요. 또 우리 몸이 온몸을 돌아다니는 암세포를 제대로 처리하지 못하고 있다는 뜻이니 더욱 위험한 상황일 수도 있고요. 그만큼 전이를 방지하는 것은 매우 중요합니다.

정리하자면 암이 줄어들고, 침윤이 일어나지 않으며, 전이가 없다면 성공적인 치료라고 할 수 있습니다.

혹이 생긴다고 사람이 죽나요?

5년 생존율은 증가하고 있지만 여전히 상당수의 암환자들이 사망하고 있습니다. 그런데 조금 이상하지 않으세요? 암을 아주 단순하게 말하면 '혹'입니다. 우리 몸에는 다양한 혹이 생기는데 유독 암이라는 혹으로만 사람이 죽는다는 게 이해가 가지 않을 수 있습니다.

물론 우리 몸의 주요 장기에 암이 자라나고 있으면 그 장기의 기능이 다소 떨어지고 무겁고 불편하고 아플 수는 있겠지요. 그렇다면 수술해 잘라내고, 다시 자라면 다시 잘라내면 그만 아닐까요? 암을 제외한 다른 종양이나 혹은 주먹보다 큰 게 몸속에 있어도 생명은 물론이고 사는데 별 지장이 없는데 손가락 두어 마디 크기에 불과한 암은 왜 그렇게 위험한지는 아무리 생각해도 이해하기 어렵습니다. 실제로 적지 않은 환자들이 "대체 암이 다른 혹들과 뭐가 그렇게 달라서 목숨까지 위협하느냐"고 묻곤 합니다.

일단 암은 단순히 자라기만 하는 덩어리가 아닙니다. 의외로 많은 활동을 하고, 그 활동 중 일부는 우리 몸에 치명적인 영향을 미칩니다.

암세포의 성장

우선 지나치게 빠르게 성장합니다. 성장기 아이가 많이 먹는 것처럼 암세포도 성장하기 위해 우리 몸의 영양분, 산소를 많이 소비해요. 그래봤자 작은 암덩어리가 영양분을 얼마나 쓸까 싶지만, 다른 체세포에 비해 월등히 많이 쓰고 많이 비축한다고 합니다. 너무 빨리 성장하느라 영양분을 효율적으로 쓰지 못하다 보니 더 그렇습니다. 때문에 암세포 주변 장기는 일시적으로 영양을 충분히 공급받지 못할 수 있습니다.

출혈

암세포는 영양분과 산소를 많이 필요로 하기 때문에 이를 운반해줄 혈관 역시 많이 필요합니다. 주변의 혈관을 끌어 모으죠. 어느 수준까지는 별 탈 없지만, 암이 점점 커지고 더 많은 혈관이 필요해지면 문제가 시작됩니다. 혈관이 들어설 공간이 부족해지거나 불완전한 모양의 혈관이 만들어지면서 영양과 산소 공급이 충분히 되지 않거든요. 그러면 암세포가 죽을 것 같지만 실제로는 그렇지 않습니다. 암세포 중 혈관이 닿지 않는 부분만 죽고 나머지는 계속 자라다 결국 암세포 속이 스스로 찢어져 피를 흘리기 시작합니다. 가벼운 문제가 아니에요. 이 출혈로 인해 사망하는 경우도 있거든요. 때문에 완치가 힘든 암이라도 크기나 모양을 보고 출혈이 생길 것 같으면 일단 수술로 제거하는 경우도 있습니다.

암세포의 활동

암도 비정상적이긴 하지만 우리 몸에 살고 있는 세포입니다. 많은 경우 무언가 역할을 하려고 합니다. 가령 침이나 땀과 비슷한 액체를 계속 만들어내기도 하고 호르몬을 지속적으로 생산하기도 합니다. 그런데 **암세포가 만들어내는 이러한 물질 중 상당수는 우리 몸에 위협적입니다.** 암으로 인해 우리 몸에 나타나는 주요한 변화나 증상들은 이 물질들로 인한 것이라고 볼 수 있어요. 소변을 못 보게 하는 호르몬을 지속적으로 생산해 몸이 붓기도 하고, 성호르몬을 계속 생산해 남성을 여성처럼 만들기도 합니다. 스테로이드와 유사한 호르몬을 많이 만들어 쿠싱 증후군이 나타나기도 하죠. 여기까지만 언급해도 암은 다른 종류의 '혹'보다 훨씬 위험하고 생명을 위협할 수 있다는 사실을 알 수 있습니다.

2장

암 치료,
어떻게
시작해야
할까요

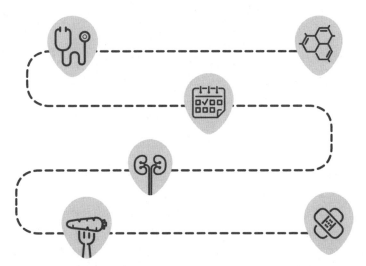

진단부터
치료 선택까지

암 치료의 여정을 확인하세요

과거에는 암 진단을 환자에게는 숨기고 가족에게만 알리는 경우가 많았습니다. 환자 역시 의사보다 가족에게 듣고 싶어 하는 경우가 더 많았어요. 아무래도 암이 불치병으로 여겨지다 보니 암 진단이 사망 선고처럼 인식되었으니까요.

최근에는 의료 기술의 발달로 생존율이 높아졌습니다. 90년대 초반만 해도 42.9퍼센트였던 5년 생존율이 가장 최근 조사에서는 70.7퍼센트를 기록했습니다. 암을 진단받고 5년 이상 생존한 분들이 많아지며 '암 생존자', '암 경험자'라는 용어까지 만들어졌어요. 그만큼 암에 걸려도 살 수 있다는 인식이 높아지며 의사가 환자에

일반적인 암 치료 여정

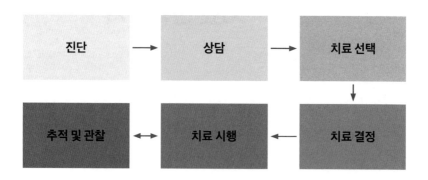

게 직접 알리는 경우가 많아지고 있습니다. 환자 역시 의사에게 직접 듣길 원해요. 환자들에게 왜 직접 듣고 싶냐고 물으면 환자의 알 권리니 알아야 한다거나 인생을 정리할 수 있어서, 결국은 알게 될 것이니, 보호자가 환자에게 병명을 감추어야 하는 고통을 주고 싶지 않아서 등 다양한 답변을 합니다. 그런데 이 모든 답보다 가장 많이 하는 답은 "알고 있어야 치료에 참여할 수 있으니까요"입니다. 암 진단과 동시에 진단명과 병기, 예후, 치료 계획까지 정확한 여정을 알려달라고 합니다.

실제로 환자들은 치료 여정에서 진단을 받은 직후부터 치료를 시작하기 전까지의 기간에 스트레스를 가장 많이 받습니다. 막상 치료를 시작하고 진행하는 동안에는 스트레스가 줄어들어요. 따라서 치료 여정을 알아두면 마음 관리에 도움이 됩니다. 또 암 치

암 완치 로드맵

료는 짧아도 수개월이 걸리니 전체 여정을 알아야 치료뿐 아니라 일상생활을 조정하는 데 도움이 됩니다.

암 치료 여정은 크게는 진단을 받고 치료를 받을지 말지, 받는다면 어디서 누구에게 받을지를 선택하고, 의사와 어떤 치료를 받게 될지 구체적으로 결정한 뒤 치료를 받고, 치료가 끝나면 추적 및 관찰을 하는 식으로 진행됩니다. 진단부터 치료를 선택하기까지 어떤 과정들을 거치는지부터 알아볼게요.

2차 상담을 받아보세요

암을 진단받는다고 바로 치료를 시작하진 않아요. 대기환자들이 있기 때문에 기다려야 하고, 환자가 진단 사실을 받아들이기까지도 시간이 필요하죠. 현실을 받아들인 뒤에도 치료를 받기로 선택하기까지 망설임이 있을 수도 있어요.

실제로 암을 진단받은 환자의 1/3정도가 다른 의사에게 추가적인 의견을 구한다고 합니다. 앞서도 말씀드렸지만 암 진단은 받아들이기 어려운 현실입니다. 환자가 마음을 먹어야 치료를 시작할 수 있어요. 환자가 마음을 다잡는 데 도움이 된다면 다른 의사에게 2차 상담을 하는 것이 좋습니다. 실제로 진단, 병기, 치료 방법, 수술 방법 등에 대해 의사마다 의견 차이가 있을 수 있습니다.

2차 상담을 받으면 진단을 내린 의사의 감정을 상하게 하지 않을까 걱정된다는 분들이 적지 않은데요. 전혀 그렇지 않습니다. 저역시 이렇게 책에도 쓸 만큼 필요성을 인정하는 부분이고 직접 2차 상담을 권하는 의사도 상당수입니다.

추가적인 상담을 하느라 치료가 더 늦어질까 걱정도 되겠지만, 가급적 일찍 수술해야 하는 경우가 아니라면 2, 3주 지연되더라도 치료 효과에 큰 차이는 없어요. 오히려 다른 의사의 의견을 들으며 더 많은 지식을 얻고, 자기 통제감, 가장 좋은 선택을 했다는 안도감을 느끼면 치료에 집중할 수 있다는 장점도 있습니다. 그러니 원하고 필요하다면 마음 편히 다른 의사를 찾아 의견을 들어보세요.

2차 상담을 받으러 갈 때는 진단서 또는 소견서, 결과 기록지(각종 검사결과에 대한 기록지), 영상 CD 복사물 등을 지참해야 합니다. 병원마다 다를 수 있으니 내원하고자 하는 병원에 문의해보세요.

병원은 폭 넓게 고민하고 선택하세요

암 진단을 받은 환자들은 어떤 의사, 어떤 병원에 가야 하는지부터 궁금해 합니다. 의사와 병원을 선택하는 것은 가장 좋은 치료를 받기 위한 중요한 단계입니다.

보통 환자와 가족들은 가장 큰 병원, 언론에 보도된 명의에게 치료를 받길 원합니다. 내 암이 어떤 암인지, 얼마나 진행됐는지와 무관하게 수도권 대형 병원을 선호해요. 물론 환자 입장에서는 규모가 크고, 최신 장비를 갖추고, 유명 의사가 많은 병원이 높은 수준의 의료서비스를 제공할 것이라고 기대하는 건 당연합니다. 내 목숨이 달린 문제니 최신 시설에서 최고의 의료진에게 최상의 치료를 받고 싶으니까요. 하지만 암은 치료 기간이 길고 항암이나 방사선 치료는 대부분의 경우 외래 통원치료로 진행됩니다. 치료율, 병원까지의 거리 등 여러 가지 요소를 종합해 병원을 선택하는 것이 현명합니다.

병원마다 능력, 임상결과, 환자의 만족도가 다른 것은 사실입니다. 환자의 기대대로 대형 병원에서는 다양한 의사들이 다양한 원칙으로 환자를 보면서 더 좋은 해결책을 가질 가능성이 높습니다. 환자가 몰리니 의료진은 치료 경험이 더 많이 쌓여 실력이 더 발전합니다. 부작용이나 합병증 등 빠른 대처가 필요한 경우 즉각적으로 처치를 받을 수 있지요. 또 임상시험도 서울 대형 병원에 집중되어 있다 보니 대형 병원 환자들이 새로운 치료를 받을 수 있는 기회도 더 많이 가질 수도 있어요. 장점이 많습니다.

하지만 단점도 제법 큽니다. 우선 대형 병원은 환자가 많다 보니 첫 진료까지 대기기간이 상대적으로 깁니다. 암 진행 속도가 빨라 치료를 서둘러야 하는 경우에는 문제로 이어질 수 있습니다. 치료를 시작한 뒤에도 병원에 방문할 때마다 진료 대기 시간이 길어질 수 있습니다. 집에서 거리가 먼 경우 교통비와 숙박비도 만만치 않고, 병원 근처에서 숙박을 할 경우 가족과 떨어져 있게 되며 정신적인 지지를 받기도 어렵습니다. 병원까지 오가는 동안 환자는 체력 부담도 커집니다.

또 대형 병원의 경우 수술이나 위중한 상태를 제외하고는 입원 치료가 어려운 실정이라 사실상 회복이 충분히 되지 않은 상태에서 퇴원하는 경우가 대부분입니다. 심리적 지원을 받거나 요양은 불가능하다고 보는 게 낫습니다.

최근에는 대형 병원에서 수술이나 방사선, 항암제 치료 등 표준 치료를 받고 암에 특화된 병원에서 치료와 회복을 하는 환자들도 많아지고 있습니다. 과거에는 요양 병원이라고 하면 말기암환자들이 요양하는 곳으로 인식되었지만 암환자들이 늘어나면서 암에 특화된 요양 병원 및 한방 병원이 증가하고 있거든요.

암에 특화된 병원은 환자의 건강 상태와 치료 단계를 고려해 환자에게 우선적으로 필요한 서비스를 제공합니다. 대표적으로는 표준 치료에 따르는 부작용을 완화시키고 효과는 강화하기 위한 치료를 진행하고요. 식이, 운동, 음악, 미술 등 다양한 통합 의학 프로그램도 마련되어 있습니다. 많은 암환자들이 치료 중 고독감을 견디기 어렵다고 합니다. 이같은 병원에 있으면 같은 병을 앓고 있는 환자들과 어울리며 정보를 얻고 심리적으로도 안정될 수 있습니다.

암 완치 로드맵

의사, 최소 5년간 함께 할 조력자입니다

병원을 먼저 정하는 경우도 있지만 의사를 먼저 정하고 그 의사가 있는 병원으로 가는 경우도 많습니다. 환자에게 왜 그 병원에 가셨냐고 물어보면 "OOO 교수님이 계셔서요"라고 하는 경우가 상당수예요. 그 의사를 정한 이유를 한 번 더 물어보면 "가장 치료를 잘 하신다고 해서요", "가장 유명해서요" 라고 하시죠. 그런데 막상 진료를 받기 시작하면 의사에 대해 아쉬움을 털어놓을 때가 적지 않아요. 대부분 무뚝뚝하다, 궁금한 건 많은데 충분히 설명해주지 않는다 등 소통에 대한 부분입니다.

의사를 선택함에 있어서 가장 기본은 치료 경험과 숙련도입니다. 그리고 암환자와 의사는 진단으로부터 치료 종료까지는 자주 만나 소통하고, 치료가 종료된 뒤에도 최소 5년 간 규칙적으로, 이후 장기 추적까지도 관계가 이어진다는 점을 기억해주세요. 의사는 암 치료의 긴 여정을 함께 하는 동반자이자 조력자입니다. 그러니 실력만큼 환자가 믿을 수 있고 편안하게 느끼는 것이 중요해요.

영국에는 "훌륭한 의사는 독수리의 눈과 사자의 마음과 여자의 손을 가져야 한다"는 격언이 있습니다. 냉철한 이성(독수리의 눈)과 너그러운 마음(사자의 마음), 섬세한 기술(여자의 손)이 필요하다는 겁니다. 특히 암 치료는 스트레스와 불안을 동반하기 때문에 환자의 고민을 마음으로 듣고 심리적인 안정을 제공하는지가 중요합니다. 암은 발생한 부위를 넘어 몸 전체에 영향을 줍니다. 투병을 넘어 가족간의 관계, 사회적 생활 등 삶의 전부에 관여합니다. 의사는 효과적인 치료뿐 아니라 삶의 질과 감정적 요구를 포함해 전인적으로 환자를 보살필 필요가 있습니다.

그런 의사가 있냐고요? 물론 현실에서 모든 것을 충족하는 의사를 만나는 것은 쉽지 않습니다. 암환자들이 느끼는 평균진료상담시간은 10년 전 7분에서 점점 늘어나고 있지만, 여전히 대다수의 환자들은 진료시간이 부족하다고 느낍니다. 권위적인 태도에 위축되어 진료실에서는 궁금한 점을 묻지 못하고 인터넷을 뒤지기도 하고요. 그렇지만 좋은 의사들도 많이 있습니다.

그리고 이 모든 걸 갖춘 의사를 찾기 전에 환자인 내가 의사에게 어떤 점을 바라는가를 생각해보세요. 의사가 친절하게 설명해줄 때 믿음이 가고 마음이 편안할 수도 있고, 유머감각이 있어서 마음을 가볍게 해주는 의사를 선호할 수도 있어요. 군더더기없이 치료에만 집중하는 의사가 편안할 수도 있고요. 환자가 어떤 부분을 중시하는가를 알고 선택하는 것이 중요합니다.

암환자에게는 가장 좋은 치료를 받을 권리가 있습니다. 환자의 권리에는 '진료받을 권리, 알 권리와 자기 결정권, 비밀을 보호받을 권리, 상담 및 조정을 신청할 권리, 가치관이나 신념을 존중받을 권리, 신체적 보호와 안정을 취할 권리'가 포함되어 있습니다. 이 권리를 잘 누리기 위해서는 좋은 의사를 선택해야 한다는 점을 잊지 마세요. 그리고 의사를 정했다면 믿고 따르세요. 의사와의 관계도 만들어가는 것입니다.

현명하게 결정하고
치료를 시작하세요

의사와 병원까지 선택했다면, 이제 치료에 대한 결정을 할 때입니다. '의사가 시키는대로 하면 되는 거 아닌가요?' 하는 환자도 있지만 치료 결정 과정에는 의사의 몫과 환자의 몫이 있습니다. 다시 말하지만 의사의 의견에 따르겠다고 하는 것도 환자의 결정이죠. 결국 치료에 대한 최종 결정은 환자의 몫이고 치료 결과도 환자가 감당하게 됩니다.

최근 연구 결과들을 보면 의사로부터 충분한 정보를 받고 병과 치료 범위, 예후에 대해 배울 때에 환자들이 암을 더 잘 극복한다고 합니다. 제가 만나온 환자들만 봐도 연구 결과에 의문이 생기진 않으니 많이 공부하고 충분히 생각한 뒤 결정합니다. 또 이 시기에는 치료뿐 아니라 앞으로의 일상에 대한 대처도 같이 마련해야 합니다.

치료 중 일상을 설계하세요

치료는 최소 수개월 이상이 걸리고, 암의 종류와 병기, 환자의 상태, 어떤 치료를 받느냐에 따라 일상을 어느 정도까지 병행할 수 있느냐도 달라집니다. 상황에 따라 가족 돌보기나 직장 생활 등 생계유지와 관련된 부분은 대책 마련이 필요할 수 있습니다. 장기적으로 준비하고 있었거나 몇 달 후 계획된 일정 등은 변경할 필요가 있을 수 있습니다.

환자들이 속앓이를 하는 고민 중 하나는 치료비입니다. 암환자는 본인일부부담금 산정특례에 따라 암환자 등록일부터 5년간 외래 또는 입원 진료 시 요양 급여 비용의 5퍼센트만 부담하면 되지만 일부 항암 약물이나 시술은 건강보험에 해당하지 않아 치료비 부담이 큽니다. 여기에 양육비, 간병비, 교통비 등 새로운 지출이 더해지죠. 반면 환자나 보호자가 하던 일을 잠시 쉬게 되거나 그만두는 경우도 적지 않습니다.

지출은 커졌는데 수입은 줄어드니 경제적인 압박으로 다가올 수 있습니다. 이 경우 긴급복지지원, 기초생활보장지원 등 국가의 사회복지제도, 민간 의료비지원사업 등이 있으니 적극적으로 알아보세요. 종합병원에는 「의료법 시행규칙」 제38조 제2항 제6호에 따라 환자의 갱생·재활과 사회 복귀를 위한 상담 및 지도 업무를 담당하는 의료사회복지사가 1명 이상 있습니다. 의료사회복지

사는 재활 및 사회 복귀 상담 외에도 국가 의료비 지원 사업을 안
내해주고 민간 후원단체를 연계해주기도 합니다. 또 무료 간병인
을 연계하거나 봉사자 파견, 심리 정서적 지지 등 다양한 측면에서
생활 지원도 담당하니 상담을 받아보는 것도 추천합니다.

목표에 맞게 치료 계획을 세우세요

모든 것을 환자 혼자 결정할 수 없습니다. 주변의 도움도 필요
해요. 보호자라면 환자가 자기 상황을 이해하고 모든 선택지를 차
분히 검토하며 본인을 위한 결정을 내릴 수 있게 도와주세요. 많
은 정보와 사실을 환자 혼자 찾고 이해하는 건 버겁습니다. 의사와
같이, 현실적인 기대를 가지고, 환자를 위한 최선을 검토하는 것이
좋습니다.

암 치료는 크게 근치적 치료curative treatment, 根治的 治療**와 고식적 치료**
palliative treatment, 姑息的 治療**로 나눌 수 있습니다.** 근치적 치료의 목표는
완치입니다. 적극적 치료라고도 해요. 예를 들어 대장암 2, 3기는
대부분 근치적 치료를 합니다. 수술 후 보조적 요법으로 항암제 치
료를 하며 완치를 목표로 해요.

반대로 고식적 치료의 '고식'을 사전에서 찾아보면 '우선 당장에
는 탈이 없고 편안하게 지냄을 비유적으로 이르는 말'이라고 정의
하고 있습니다. 병을 근본적으로 치료하지 않고 증상을 누그러뜨

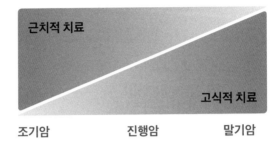

리는 치료입니다. 목표는 완화입니다. 안타깝지만 완치가 아니에요. 암 진행의 속도를 늦춰 생명을 연장하고 삶의 질을 높이는 치료를 말합니다. 예를 들어 같은 항암제 치료라도 말기 암환자에게 한다면 고식적 치료지요.

암 치료의 목표를 먼저 정하는 이유는, 암 치료는 방법에 따라 합병증이 매우 심할 수 있기 때문입니다. 완치가 목표라면 부작용을 감수하면서라도 치료를 강하게 하는 것이 낫고, 그렇지 않다면 굳이 부작용이 심한 치료를 계속할 필요가 없으니까요.

〈암 치료를 결정하기 전 검토해야 할 사항〉

- 암의 병기와 의미
- 환자의 나이와 건강 상태

- 환자의 가치관과 생활 습관
- 생존 가능성
- 암 치료의 종류
- 추천하는 치료와 이유
- 치료로 예상되는 이득
- 치료를 하지 않으면 어떻게 될까?
- 치료를 얼마나 빨리 시작해야 할까?
- 치료에 따르는 단기, 장기 부작용
- 치료가 일상(일, 육아, 살림 등)에 미치는 영향
- 예상 치료비(보험, 비보험) 수준
- 예상 치료 기간(전체 예상 치료 기간, 치료 중 입원 기간)

3대 표준 치료를
받기 전에 알아두세요

표준 치료를 시작합니다

질문을 하나 드릴게요.

잘 낫는 질병의 치료법이 다양할까요? 잘 안 낫는 질병의 치료법이 다양할까요?

답은 잘 안 낫는 질병입니다. 잘 낫는 병은 뚜렷한 치료법을 찾았다는 뜻이거든요. 암은 생존율이 높아지기는 했지만 아직 정복되지 않은 난치병입니다. 환자 수는 늘어가고 있고 생명을 위협하는 질환이기 때문에 세계 각국에서 계속해서 연구가 이루어지고 있어요. 이 말은 다양한 치료법이 있으며 지금도 새로운 치료법이 나오고 있다는 뜻이기도 해요.

그렇기 때문에 환자와 보호자는 표적 치료, 양성자 치료, 중입자 치료, 혈관 생성 억제제, 색전술 등 수많은 낯선 단어, 치료법들을 듣게 됩니다. 수많은 방법 중 현대 의학에서 가장 많이 활용하는 방법은 수술, 항암 화학 요법(항암제 치료), 방사선 치료 등 3가지이며 이를 '암의 3대 표준 치료'라고 합니다. 표준 치료란 대규모 임상 시험으로 치료 효과와 안전성이 확인되어 의학적으로 가장 권장되는 치료를 말합니다. 한 마디로 '최선의 치료'라고 생각하면 쉽습니다. 병원마다 용어의 차이는 있지만 수술은 외과, 항암제 치료는 종양내과, 방사선 치료는 진단방사선과에서 담당해요.

암 치료는 표준 치료 중 한 가지 방법을 단독으로 시행하기도 하지만, 두세 가지를 병합하는 경우가 더 많습니다. 암이 다소 진행됐다면 대부분 병합 치료를 해요. 어떤 치료를 할 것인지는 암의 종류와 병기, 환자의 전신 상태 등에 따라 달라집니다. 수술 후 방사선 치료를 하거나, 항암제 치료 후 수술을 하는 것처럼 순차적으로 하기도 하고, 항암제 치료와 방사선 치료를 동시에 하기도 합니다. 항암제 치료를 몇 차례 받은 뒤 수술을 하고 다시 항암제 치료를 하는 식으로 치료를 교대로 시행하기도 합니다.

복잡하죠? 그만큼 암이 복잡한 질환이기 때문입니다. 암은 다른 질환에 비해 치료 방법이 다양하고 복잡하며 부작용이 생길 가능성도 높아요. 따라서 환자는 내가 받게 되는 치료의 특징과 장단점을 충분히 이해하는 것이 중요합니다.

[암환자 사례 보기]

지선 님은 60대 여성 환자로 림프종으로 생검 목적의 수술을 한 뒤 항암제 치료를 받다가 중단한 환자입니다. 총 8회기를 계획했으나 5차를 마치니 극심한 피로와 몸살, 몸에 열이 오르는 느낌인 상열감, 손발 저림, 어지러움 등 부작용이 심해져 치료를 이어갈 수 없는 상태로 병원을 찾았습니다.

혈액 검사를 해보니 혈구가 심각하게 감소되어 있는 등 항암제 치료를 받기에는 체력과 면역력이 모두 떨어져 있었습니다. 그만큼 환자는 고통받고 있었지만 치료 자체의 효과는 있었습니다. 컨디션만 받쳐준다면 항암제 치료로 호전을 기대할 수 있는 케이스라 이대로 중단하기에는 아쉬움이 있었습니다. 이야기를 나눠보니 지선님도 치료에 대한 의지가 강한 편이어서 항암을 계속 받을 수 있게 만드는 것을 목표로 치료를 시작했습니다.

싸이모신 알파1, 미슬토 등 면역치료를 중심으로 다양한 치료를 활용하자 컨디션이 일정 수준 이상으로 올라왔고, 항암제 치료를 다시 시작할 수 있었습니다. 항암제 치료를 할 때마다 컨디션은 다소 떨어졌지만, 그때마다 재입원해 관리를 했습니다. 항암제 치료와 통합 암 치료를 꾸준히 병행한 결과 검사에서 암이 보이지 않아 최종적으로 치료를 종료할 수 있었습니다. 마지막 항암제 치료 이후에는 저희 병원에도 마지막으로 입원해 회복기 치료를 받은 뒤 건강하게 퇴원하셨습니다.

암 치료는 상당한 체력을 요구합니다. 특히 항암제 치료는 더욱 그러합니다. 평소에 체력을 관리하고, 빠르게 회복할 수 있는 다양한 치료를 활용하면 중간에 포기하지 않고 끝까지 치료를 받을 수 있습니다.

수술: 가장 단순하면서도 가장 강력합니다

암 진단을 받은 환자들이 가장 처음하는 질문 중 하나는 "수술은 할 수 있나요?"입니다. 그만큼 수술은 암의 가장 기본적인 치료법입니다. 수술로 암조직을 제거하면 증상을 신속하게 완화시킬 수 있습니다. 가장 단순하면서도 가장 강력한 치료지요.

하지만 모든 암에 수술을 할 수 있는 것은 아닙니다. 암은 크게 고형암과 혈액암으로 나뉘는데요. 위암, 유방암, 폐암, 대장암, 갑상선암, 자궁암, 난소암, 방광암 등 덩어리를 형성하는 고형암만 수술을 할 수 있습니다. 백혈병과 같은 혈액암은 수술로 떼어낼 수 없어요. 재발, 전이되어 전신에 암 세포가 퍼져 있는 경우에도 수술은 불가능합니다.

조기암의 상당수는 수술만으로도 완치를 기대할 수 있습니다. 암이 진행된 경우에는 항암제 치료나 방사선 치료를 통해 종양의 크기를 줄인 뒤 수술로 제거하거나, 수술로 가능한 많은 암세포를 제거한 뒤 항암제, 방사선 치료를 보조적으로 진행합니다. 수술을 할 수 있다면 그나마 다행인 상황입니다. 병원에서 수술을 권한다면 가급적 받는 것을 추천합니다.

단순하다고 말씀은 드렸지만 환자 입장에서는 몸에 칼을 대고 장기의 일부를 떼어낸다는데 겁이 날 수밖에 없어요. 병원에서 말하는 것처럼 입원하고 수술하고 퇴원하면 끝인 상황도 아니고요. 입원만 해도 준비할 사항들이 적지 않아요. 물론 병원에서 입원안 내를 해주지만 입원이 처음인 환자나 보호자는 궁금한 게 더 많습니다.

수술 전 입원 시 준비물

일반적으로 입원을 할 때 개인 세면도구, 실내화, 화장지, 물컵/물통, 보호자 침구, 입원 전 복용하던 약이 있는 경우 약과 처방전을 챙겨오라고 안내를 합니다. 환자들은 입원실이 건조하니 가습기나 추울지 모르니 전기담요, 더울지 모르니 간이 선풍기 등을 챙기는 경우들이 있는데 개인용 전열기를 금지하는 경우가 많습니다. 필요하다면 휴대용 선풍기나 핫팩처럼 전기를 사용하지 않는 것으로 준비해주세요.

또 편한 실내화가 있으면 좋습니다. 화장실에 갈 때도 실내화를 신지만 수술 다음 날부터 걷기 운동을 시작하거든요. 거동이 불편한데 걸어다녀야 하니 발에 꼭 맞는 실내화를 신어야 편합니다. 가래도 수시로 나옵니다. 각티슈나 물티슈가 있으면 닦아낼 때 편해요. 분비물이나 각종 뒤처리가 필요한 상황들이 있어요. 일회용 비닐장갑이 있으면 도움이 됩니다. 보온보냉이 되는 텀블러, 빨대가 있으면 몸 움직임을 줄이면서 물을 자주 마실 수 있습니다. 환자분들 중에는 아이들이 쓰는 빨대컵을 사용하시는 분들도 많아요. 쏟을 위험을 줄일 수 있습니다. 소음이나 빛에 민감하면 안대나 소음방지 귀마개를 챙기시면 도움이 됩니다. 입원 중에는 할 수 있는 일이 그다지 많지 않습니다. 휴대폰으로 영상을 보는 분들이 많아요. 평소에 보고싶었던 드라마, 영화를 미리 다운받아오는 경우도 많이 봤습니다. 이어폰과 길이가 긴 충전 케이블이 있으면 편합니다.

이 모든 걸 하나하나 꼼꼼히 챙기지 않아도 됩니다. 대부분의 일상적인 물품들은 병원 매점에서 팔고 있거든요. 의사인 저에게 가장 중요한 입원준비물이 뭐냐고 묻는다면 마음과 체력이라고 말씀드립니다. 수술은 마음과 몸 모두에 부담이 되는 치료인 게 사실입니다.

수술의 방식과 관리

수술이 강력한 치료인 이유는 암 조직을 직접적으로 떼어내기 때문입니다. 암조직을 떼어낼 때는 주변에 전이 가능성이 있는 림프절, 일부 정상조직까지 같이 제거하죠. 그에 따라 수술도 커지고 체력적 부담도 큽니다. 또 장기 일부를 절제하다 보니 기능이 저하되면서 후유증이 나타나는 경우도 적지 않아요. 과거에는 일단 몸 안의 암세포를 가능한 한 모두 제거하려고 했어요. 암이 있는 장기 전체와 암이 확산되거나 전이될 수 있는 림프관 및 림프절을 모두 제거했지요. 암을 완전히 제거하고 재발을 방지하기 위해서였습니다.

그런데 최근에는 수술 후 완치되거나 장기 생존하는 환자가 늘어나고 있습니다. 수술 후 삶의 질을 무시할 수 없어요. 그래서 점차 암은 제거하고 해당 장기의 기능을 보존하는 쪽으로 바뀌고 있습니다. 예를 들어 유방암 수술은 전통적으로 유방암 조직과 유두를 포함한 유방 전체, 그리고 겨드랑이의 임파선까지 전부를 제거했습니다. 유방에 암 덩어리가 만져지면 이 덩어리 외에도 유방 내 다른 부위에 만져지지 않는 다른 암 조직이 숨어 있는 경우가 많기 때문이지요. 한 연구에 따르면 유방암 크기가 2센티미터 이상이면 38퍼센트에서, 유두 밑에 암이 있는 경우 80퍼센트에서 유방의 다른 부위에 암이 있었습니다. 또 유방암 환자의 40퍼센트 정도는 암이 림프절까지 퍼져있습니다. 그래서 유방 전체와 림프절까지 완전히 제거함으로써 암조직이 남아 있을 가능성을 줄였습니다.

하지만 최근에는 가급적 유방을 보존합니다. 암이 유방의 일부에 국한되어 있고 유두에서 어느 정도 떨어져 있는 등 일정한 기준에 충족하면 암조직과 주변 정상조직의 일부까지만 제거해요. 유방을 완전히 제거한 환자의 상당수가 콤플렉스에 시달리거든요. 유방을 보존하면 환자에게 심리적 안정과 미용 효과를 줄 수 있습니다. 물론 남아 있는 유방 내의 어느 곳에 눈에 보이지 않는 미세한 암세포가 존재할 확률이 20~30퍼센트 정도 있습니다. 이 확률에 대비하기 위해서 수술 후 상처가 아문 다음에 방사선 치료를 시행합니다.

위암 수술도 2000년대 초반부터는 위 절제 범위를 축소하는 기능 보존 수술법에 관심이 점점 더 많아지고 있습니다. 위의 소화 기능이 유지되어야 수술 후에도 환자의 식생활과 영양 섭취에 문제가 없으니까요. 위내시경검사 등 건강검진의 활성화로 조기 발견율이 높아지고 있는 만큼 환자의 수술 후 삶의 질 향상까지 고려해 위를 최대한 살리려는 것입니다.

과거에 비해 체력소모가 적어진 것은 사실이지만 수술은 건강한 사람이 받아도 체력적으로 부담이 됩니다. **암환자는 기본적으로 면역력이 저하된 상태에서 수술을 받기 때문에 더 부담이 큽니다. 수술 부위, 수술 방법, 수술 전 상태에 따라 합병증이나 부작용도 나타날 수 있으니 수술 후 세심한 관리가 필요합니다.** 특히 이후 항암제 치료나 방사선 치료가 예정되어 있다면 계획된 일정대로 치료를 하기 위해서도 빠른 회복이 필요하지요.

그런데 보통 수술을 받으면 일반적인 식사가 가능하고, 진통제로 통증 조절이 되고, 독립적으로 보행이 가능할 수 있을 때 의사의 판단하에 퇴원을 하게 됩니다. 입원 기간은 수술 방법에 따라 더 짧거나 더 길 수도 있지만 3일에서 7일 정도입니다. 퇴원 후 상처관리, 재활 및 운동, 식이관리 등은 환자 개인의 몫입니다. 집으로 돌아온 이상 소화해야 하는 일상도 있어요. 방법은 병원에서 알려주지만 환자가 막상 집에서 스스로 하려면 두렵고, 관리할 기운

암 완치 로드맵

이 없습니다. 퇴원 후 상당기간 도움이 필요하죠. 때문에 최근에는 퇴원 후 암에 특화된 요양 병원 및 한방 병원으로 재입원해 관리하는 환자들이 늘어나고 있습니다.

수술 후 대표적인 부작용

• 출혈
- 수술 부위에 출혈이 발생할 수 있습니다. 수혈이나 드물게는 지혈을 위한 응급 재수술을 하기도 합니다.

• 수술 상처 치유 지연
- 영양 장애, 감염, 과다한 피하 지방 등으로 인해 수술 자리에 염증이 생기면 상처를 벌려 배농을 하고, 항생제 치료를 한 뒤 상처가 깨끗해지면 다시 봉합합니다.

• 발열
- 수술 상처 부위에 균이 침입해 열이 날 수 있습니다. 심각한 경우 패혈증이 나타날 수 있습니다.

• 섬망
- 수술 후 일시적으로 대뇌 기능이 억제되어 환각 현상이 생기

거나 사람과 장소를 잘못 알아볼 수 있습니다. 헛소리를 하거나 심한 흥분 상태에 빠지기도 합니다. 대부분 일시적이지만 흥분이나 환각으로 인한 사고가 생길 수 있으니 잘 지켜봐야 합니다.

· 무기폐와 폐렴

- 무기폐는 수술 후 통증으로 인해 숨을 크게 쉬기가 어려워 폐가 짜부라지는 현상입니다. 수술 후 열이 나는 가장 많은 원인으로, 그대로 방치하면 호흡 곤란과 폐부전, 폐렴이 생기기 쉽습니다.
- 수술 후 폐렴은 치료가 쉽지 않고, 폐부전증으로 사망할 수 있으니 수술 후 심호흡, 수술 다음 날부터 일어나서 걷기, 기침을 하여 가래를 뱉어내기 등 활동을 통해 예방해야 합니다.

· 문합부 누출

- 위암이나 대장암 등의 수술은 장기의 일부분을 잘라내고 장과 장을 이어줍니다. 이를 장과 장의 문을 합해준다는 의미로 문합이라고 합니다. 문합부는 우리 몸의 치유 작용에 의해서 단단하게 아물게 되는데, 때때로 잘 붙지 않고 벌어질 수 있습니다. 이 경우 장내용물이 배안으로 흘러들어가 고여 복막염,

농양이 생기게 됩니다. 또 복통, 발열, 황달이 올 수 있습니다. 패혈증으로 진행이 되는 경우 생명이 위험할 수도 있습니다.

- 문합부 누출의 경우 배농과 항생제 투여 등으로 치료합니다. 새는 부위가 미세한 경우 아무는데 시간이 적게 걸리지만 대개 6주 정도의 시간이 필요합니다.

• 복강 내 농양

- 배 안에 고름 주머니가 생기는 것으로, 위 절제와 함께 비장 절제술이나, 대장 절제술, 간 절제술 등 다른 장기를 병합 절제한 경우 생기기 쉽습니다. 수술 범위가 크고, 수술 시간이 오래 걸렸거나, 환자의 면역 능력이 떨어진 경우, 고령, 당뇨 등이 위험 요인입니다. 배가 아프고, 수술 후 5~10일 사이에 열이 날 수 있습니다.

- 배 안에 관을 삽입하여 고름을 바깥으로 빼주고, 항생제를 투여합니다.

• 장 유착 및 장 폐색

- 복부나 골반 내 장기를 수술받은 후에 생기는 흔한 합병증입니다. 장 유착은 수술한 부위로 장이 눌어붙는 현상으로, 심한 경우 장에 피가 안 통하고, 시간이 지나면 썩어버릴 수도 있습니다. 배가 아프거나 불러오고, 토하거나, 방귀가 전혀 안 나

오는 증상이 나타납니다. 심하지 않을 때에는 코에 비위관을 꽂아 장내 압력을 떨어뜨리고, 금식 및 항생제를 사용하면서 기다립니다. 심한 경우에는 수술로 장 유착 부위를 풀어주고, 필요하면 장 절제를 해야 할 수도 있습니다. 수술 후 가능한 많이 걷는 것이 중요한 예방법입니다.

· 림프 부종

- 림프 부종은 유방암이나 자궁경부암 수술 등에 의해 림프절 및 림프관이 제거되어 조직 내의 림프액이 적절하게 배액되지 못하여 붓는 현상을 말합니다. 근육이나 신경기능 이상을 초래하기도 합니다.

- 유방암 수술 후의 림프 부종은 평생 지속될 수 있지만, 적절히 치료하면 대부분의 환자들은 별다른 문제없이 생활합니다. 수술받은 쪽의 팔이 부으면 의사에게 알려주세요. 수술받은 쪽 팔에서는 채혈이나 주사를 삼가합니다. 혈압도 반대편 팔에서 측정하십시오. 꽉 끼는 반지, 격한 운동이나 무거운 물건을 드는 것은 피해주세요. 산책이나 수영, 자전거 타기 등 운동이 도움 됩니다.

· 간 기능 이상, 위 출혈, 췌장염

- 큰 수술을 한 일부 환자에서는 원인 불명으로 간 기능이 급격

히 악화될 수 있습니다. 수술 스트레스에 의한 궤양으로 위출혈, 심한 복통을 수반하는 급성 췌장염이 생길 수 있습니다.

• 감각계 합병증

– 수술로 광범위한 부위를 절제한 경우 신경 손상으로 인한 감각 변화가 있을 수 있습니다.

• 기능 장애

– 수술로 장기 전체나 일부를 절제하면 그 장기의 기능 손상이 있을 수 있습니다. 후두암 수술 후 성대 신경 손상과 목소리 변화, 식도암 수술 후 음식을 삼키는 기능에 장애가 생기는 것이 대표적입니다. 변화에 적응하기 위한 재활 훈련이 필요할 수 있습니다.

• 배뇨 장애, 배변 장애

– 자궁경부암의 경우 수술 후에 배뇨나 배변 장애가 올 수 있습니다.

방사선 치료: 안전하니 두려워 마세요

방사선 치료은 고에너지 방사선을 조사해 암세포를 죽이는 치료법입니다. 방사선 치료를 하자고 하면 놀라는 환자들이 적지 않습니다. 방사선은 잘 알려진 1급 발암 물질이니까요. 연간 방사선 노출 허용 기준을 초과한다면 암을 일으킬 수 있지만 방사선 치료는 적절한 양의 방사선을 정확히 계산하여 조사합니다. 방사선 치료를 받아서 암이 발생할 확률은 매우 낮아요. 그보단 암이 커지거나 재발할 확률이 훨씬 높으니 의사가 권하는 경우 방사선 치료를 받는 것이 현명합니다.

방사선 치료는 암의 종류, 종양의 형태와 크기 등에 따라 치료 횟수가 달라집니다. 보통 일주일에 5회(월~금), 5~8주간 시행하며 1회 치료 시간은 10~20분 정도입니다. 방사선을 소량씩 분할하여 조사하기 때문에 여러 차례에 걸쳐 치료를 받습니다. 암세포를 죽이는 데 필요한 방사선을 한 번에 투여하면 정상 세포까지 모두 죽으니까요.

방사선 치료는 몸 외부에서 치료 부위에 방사선을 조사하는 '외부 조사'와 몸 내부 종양 부위에 동위원소를 직접 주입하는 '근접 조사'가 있습니다. 대부분의 경우 외부 조사를 하며 자궁, 식도, 폐, 담관, 두경부 등에는 근접 조사를 이용합니다.

방사선 치료는 치료에 따르는 고통은 없습니다. 다만 치료 횟수가 많다 보니 매일 통원해야 하는 번거로움이 있지요. 방사선 치료 중에는 정상 세포를 재생시키는 데 많은 에너지가 소모되기 때문에 쉽게 피로감을 느낍니다.

[암환자 사례 보기]

은옥 님은 자궁경부암 1기로 수술을 받고 추적 관찰 중 일년 만에 재발한 환자입니다. 5주간 5회씩, 총 25회 방사선 치료를 앞뒀으며, 재발을 하며 면역 관리 및 통합 암 치료에 관심이 생겨 내원하게 된 케이스였습니다. 은옥 님은 가급적 치료 효과를 높이고, 이차 재발을 막고 싶다고 하셨습니다. 방사선 치료를 받는 동안 고주파 온열암 치료를 병행해 시너지 효과를 내는 동시에 싸이모신 알파1, 미슬토 등 면역 치료로 재발할 만큼 저하되어 있는 면역력을 끌어올렸습니다. 또 극심한 피로, 하복부 통증 등 방사선 치료로 인해 나타나는 부작용도 지속적인 입원 관리로 빠르게 개선한 결과 큰 어려움 없이 방사선 치료를 성공적으로 끝마쳤습니다. 컨디션도 빠르게 회복해 치료가 끝나고 얼마 지나지 않아 일상생활로 무사히 복귀했습니다.

상당수의 환자가 치료 후반부로 갈수록 극심한 피로를 호소해요. 그러니 치료 중에는 무리한 운동을 피하고 충분한 휴식과 균형 잡힌 영양 섭취로 체력을 유지하는 등 피로 관리가 필요합니다. 집에서 병원까지의 거리가 멀어 체력에 부담이 된다면 거주지에서 가까운 병원으로 옮겨 치료를 받거나 병원에서 방사선 치료를 통원으로 받는 동안 암 전문 병원에 입원해 피로와 부작용 관리를 하는 등 방법을 찾아두는 것도 좋습니다.

방사선 치료는 암이 있는 부위에, 매번 똑같이 조사하는 것이 중요합니다. 그래서 치료받을 부위에 특수 잉크로 표시를 해두고 그 표시를 기준으로 방사선을 조사해요. 이 표시는 치료가 끝날 때까지 지워지지 않도록 유의해야 합니다. 가벼운 샤워는 해도 되지만 사우나나 찜질방은 피해주세요. 혹시 표시가 희미해졌더라도 걱정하지 마세요. 치료할 때마다 의료진이 확인하고 다시 그려주니까요. 간혹 희미해지거나 지워졌다면서 직접 그리는 분들도 있습니다. 절대 그러지 말고 의료진에게 말씀하세요. 치료 부위에 오차가 생기면 같은 부위에 방사선을 쪼일 수 없습니다.

방사선 치료 역시 부작용이 만만치 않습니다. 가급적 암이 있는 부분에만 조사하려고 하지만 방사선은 마치 총알처럼 몸을 관통하고 지나가기 때문에 부작용을 피할 수 없습니다. 어느 부위에 조사하느냐에 따라 나타나는 부작용은 다르지만 공통적으로는 앞서 말씀드린 피로감과 피부 손상이 나타납니다. 피부는 햇볕에 그을린 것처럼 붉게 변하고 심한 경우에는 벗겨질 수도 있습니다. 피부에 자극을 주는 행동을 피하고 가려운 경우에는 냉찜질을 해주세요.

방사선 치료 부위별 부작용

• 뇌
- 치료 직후에는 일시적으로 머리가 아프고 메스꺼움이나 구토, 피로감, 식욕 저하가 생길 수 있습니다. 그리고 2~3주 후

부터 치료 부위 두피가 붉어지거나 가려움, 피부 변색, 탈모가 올 수 있습니다. 탈모는 치료가 끝나고 1~3개월 이후부터 회복되지만 치료 범위 및 조사량에 따라 일부에는 영구적으로 남을 수 있습니다.

- 치료 후 6개월에서 2년 후부터 일시적인 기억력 감퇴나 뇌신경 기능 저하가 올 수 있습니다. 치료 부위에 따라서 뇌하수체 기능 저하, 학습 능력 저하 등이 나타날 수 있는데 뇌하수체 기능 저하 시 지속적인 호르몬 보충 요법이 필요할 수 있습니다.

• 머리, 목

- 치료 시작 2~3주 후부터 음식을 삼킬 때 목에 걸린 듯한 느낌이 있으면서 아플 수 있습니다. 일반적으로 치료 종료 후 한 달 이내 회복이 되지만 심한 경우는 한 달 이상 지속될 수도 있습니다.
- 치료 부위 피부가 따갑고 색깔이 붉어지거나 검게 변할 수 있습니다. 심한 경우 피부가 벗겨지거나 물집 등이 생길 수 있습니다.
- 침이 끈적해지고 음식 맛이 변하며 성대가 포함된 경우 목소리의 변화가 옵니다. 치료 후에도 침샘 기능이 회복되지 않는 경우 충치 및 잇몸 질환이 잘 생길 수 있고 입마름 증상이 장기적으로 지속되는 수도 있습니다. 치료받은 목 부위가 단단

하게 굳을 수 있는데 이는 수술 후 방사선 치료를 받는 경우 더욱 심하게 나타날 수 있습니다. 부드럽게 풀리는 데는 6개월에서 1년 정도의 시간이 필요합니다.

- 자극적이고 뜨거운 음식을 피하고 씹고 삼키기에 부드러운 음식을 섭취합니다. 통증이 심한 경우 진통제를 처방받으면 도움이 됩니다.

• 흉부(폐, 식도)

- 치료 시작 2~3주 후부터 음식을 삼킬 때 목에 걸린 듯한 느낌이 있으면서 아플 수 있습니다. 일시적으로 기침, 가래, 미열, 호흡곤란 등의 증상이 발생할 수 있습니다. 일반적으로 증상은 치료 종료 후 한 달 이내 회복이 되지만 심한 경우는 한 달 이상 지속될 수도 있습니다.

- 식도에 방사선 치료를 받은 경우 드물게 식도궤양이나 협착이 생길 수 있으며, 기관과 식도에 암 침범이 있었던 경우에는 기관지-식도루(기도의 기관이나 기관지가 식도와 연결되는 상태)가 발생될 수 있습니다.

- 자극적이고 뜨거운 음식을 피하시고 씹고 삼키기에 부드러운 음식을 섭취합니다. 진통제를 처방받으면 도움이 됩니다.

• 유방

- 치료 시작 2~3주 후부터 치료 부위 피부가 가렵거나 따가울 수 있고, 색깔이 검어질 수 있습니다. 특히, 유두나 겨드랑이 피부가 벗겨지거나 물집 등이 생길 수 있습니다.
- 치료 중 유방이 부을 수 있고, 치료 종료 후에는 유방이 단단하게 굳을 수 있습니다. 일단 단단해지면 부드럽게 풀리는 데는 6개월에서 1년 정도의 시간이 걸립니다. 치료가 다 끝난 후에도 방사선을 받은 유방의 피부는 땀샘이 파괴되어 땀이 잘 나지 않아 건조하고, 열감이 느껴질 수 있습니다.
- 방사선 폐렴이 유발되어 일시적으로 기침이나 가래가 발생할 수 있습니다.
- 암의 위치가 심장과 가까운 경우에는 심장의 일부분도 방사선을 받게 됩니다. 과거 심근경색 등의 심장 질환을 앓았던 환자의 경우 심근경색 등의 위험도가 약간 증가할 수 있습니다.
- 유방암 수술 시 겨드랑이 림프절을 절제한 환자 중 수술한 쪽의 팔이 붓거나 어깨의 움직임이 제한되는 등의 부작용이 발생한 경우 방사선 치료가 증상을 악화시킬 수 있습니다.

• 복부
- 일시적으로 가벼운 복통이 나타날 수 있습니다.
- 장의 염증이나 궤양이 발생할 수 있고, 이로 인하여 장 출혈이 발생할 수 있습니다. 점막의 섬유화가 진행되면 장 협착이 올

수 있습니다.

- 간에 많은 양의 방사선이 투여되면 방사선 간염이 발생하여 일시적으로 간 수치가 상승할 수 있습니다.
- 담도 출혈 혹은 협착, 십이지장 폐색, 신장 기능 저하 등이 올 수 있습니다.

• 골반부

- 방광에 염증이 생기게 되어 소변이 자주 마렵거나 소변볼 때 통증이 있고, 소변에 미량의 피가 섞여 나올 수 있습니다.
- 직장이나 소장에 방사선의 영향을 받으면 복통, 구토 등의 증상이 발생할 수 있습니다. 변을 참기가 어려워져 밤에도 잠을 깰 정도로 배변 횟수가 증가할 수 있는데, 이러한 증상은 수술 후 방사선 치료를 항암제 치료와 병행할 때 더욱 심하게 나타납니다.
- 폐경 전 여성 환자의 경우 난소에 방사선이 조사되면 조기 폐경이 올 수 있습니다.
- 여성의 경우 일시적인 성교통, 심한 경우 질 협착 등을 겪을 수 있습니다.
- 난소나 고환 등 생식기가 포함되는 경우 불임이나 발기 부전 등이 올 수 있습니다.

• 팔, 다리

- 치료 시작 2~3주 후부터 피부가 붓고 색깔이 붉어지면서 가렵거나 따가울 수 있고, 이후에는 햇볕에 타는 것처럼 색깔이 검어질 수 있습니다.
- 치료 부위에 상처가 나면 잘 낫지 않을 뿐더러 세균에 의한 2차 감염이 발생할 가능성도 있습니다. 가급적 긁지 말고 보습을 충분히 해주세요.
- 치료 부위가 관절을 포함하는 경우 관절 운동 시 뻣뻣한 느낌이 들 수 있으며 운동 범위가 치료 전보다 제한될 수 있습니다.
- 치료 부위 림프액의 정상적인 배출이 어려워 사지가 두꺼워지는 림프 부종이 생길 수 있습니다.
- 손가락, 발가락과 같은 사지의 말단 부위가 방사선 치료 부위에 포함되는 경우 손톱이나 발톱이 빠질 수 있습니다.

항암제 치료: 전신에 영향을 미칩니다

수술은 암을 떼어내 제거하고 방사선 치료는 암에 방사선을 조사해 없앱니다. 두 치료법 모두 암조직과 그 주변에만 영향을 미치는 국소치료입니다. 반면 항암 화학 요법(항암제 치료)은 항암제를 정맥 주사로 투여하거나 경구약으로 먹어요. 특정 부위가 아니라 몸 전체에 영향을 미치는 전신 치료입니다. 검사로 확인할 수 있는 암조직뿐만 아니라 검사에서는 보이지 않지만 몸 어딘가에 퍼져 있을 수도 있는 미세한 암세포에도 영향을 미쳐 전이의 위험을 크게 줄일 수 있습니다.

때문에 항암제 치료만 단독으로 진행하기도 하지만 수술, 방사선 치료와 복합적으로 시행하는 경우도 흔합니다. 크게는 보조 항암요법과 선행 항암 요법으로 나눌 수 있는데요. 보조 항암 요법은 수술 등의 국소 요법으로 암을 제거한 후 재발을 방지하기 위해 항암제 치료를 진행하는 것을 말해요. 대개 수술 후 3~4주 이내에 시작하며 4~8회 정도 시행합니다. 보조 요법을 시행하는 경우 치유율이 25퍼센트 정도 증가한다고 합니다. 주로 유방암, 위암, 폐암, 대장암, 직장암, 골육종, 난소암 및 고환암 등에서 진행합니다.

수술이나 방사선 치료 전에 항암제 치료를 하는 것을 선행 항암 요법이라고 말합니다. 항암제를 투여해 종양의 크기를 줄여 수술 절제 범위를 줄이거나 방사선 치료의 범위를 줄여 부작용을 줄이고 효과적으로 방사선이 전달되는 것을 목적으로 시행하죠. 선행 요법은 대개 3~6회 정도 시행하는데, 치료를 마치면 종양의 크기가 80퍼센트 정도 감소한다고 합니다. 유방암, 연부조직육종, 골육종, 항문암, 방광암, 후두암, 식도암 및 폐암 등에서 이용되고 있습니다. 암이 다른 장기로 퍼져 있으면 수술이나 방사선 치료가 불가능합니다. 이 경우 암의 진행을 막고 암에 의한 증상을 완화하기 위해 항암제 치료를 시행하기도 합니다. 고식적 항암 요법이라고 합니다.

항암제 치료는 효과가 전신에 걸쳐 나타나는 만큼 부작용도 전신에 나타납니다. **우리가 흔히 '암 치료 부작용'이라고 하면 생각나는 것들은 대부분 항암제 치료 부작용입니다.** 그만큼 고통스럽고 몸을 많이 상하게 하는 치료법입니다. '암 때문이 아니라 약 때문에 빨리 죽는다'는 말이 나왔을 정도이고 환자들이 가장 두려워하는 치료이기도 합니다.

항암제 치료를 받게 된다면 부작용을 완화하는 방법을 찾아보는 것이 중요합니다. 간혹 환자분이 '부작용이 없을 수도 있지 않을까요?'라고 묻는다면 저 역시 그렇다고 말씀드리고 싶지만 불가능에 가깝습니다. 원리를 알면 이유를 알 수 있으니 잠깐 설명하겠습니다.

암세포는 우리 몸의 정상 세포가 유전자의 변형을 일으킨 상태이기 때문에 정상 세포와 구별하는 게 쉽지 않습니다. 암세포만 골라서 죽이기 어려워요. 그나마 암세포는 정상 세포에 비해 빠른 속도로 증식하기 때문에 빨리 분열하는 세포를 죽이기로 합니다. 이것이 세포 독성 항암제의 기본 원리입니다.

문제는 빨리 분열하는 세포에는 암세포만 있는 게 아니라는 것입니다. 정상 세포 중에서 머리카락 세포, 장점막 세포, 백혈구 세포, 생식 세포 등 일부는 빨리 분열합니다. 항암제를 투여하면 같이 손상을 받을 수밖에 없어요. 머리카락 세포가 손상을 받으면 탈모, 백혈구 세포가 손상을 입으면 백혈구 감소증과 세균 감염 등 부작용이 생깁니다. 물론 부작용을 줄이기 위한 노력은 계속되고 있습니다. 부작용에 대비할 수 있는 약제와 부작용을 감소시킨 항암제도 많이 나오고 있고, 암세포만 골라서 죽이는 표적치료제, 면역체계를 활성화시켜서 암세포와 싸우게 하는 면역 항암제 등 새로운 기전의 항암제도 개발되어 쓰이고 있습니다.

그리고 가장 기본적으로는 항암제를 맞고 다음 항암제를 맞을 때까지 3주 정도의 기간을 둡니다. 이 기간을 보통 '한 사이클'이라고 하는데요. 항암제로 인해 손상받은 정상 세포가 충분히 회복할 시간을 두고 항암제를 투여하는 겁니다. 두 번째 항암제 치료부터는 치료를 시행하기 전에 진찰 및 혈액 검사를 통해 정상 세포가 충분히 회복되었는지를 확인합니다. 충분히 회복되지 않았다면 투약 주기를 조절합니다. 어떤 부작용이 어느 강도로 있는지는 환자마다 다르지만 부작용이 없는 경우는 없다는 것을 받아들이고 적극적으로 관리할 생각을 해야 합니다. 부작용과 관리법에 대해서는 3장에 자세히 다루겠습니다.

[암환자 사례 보기]

미경 님은 50대 여성 환자로 난소암을 초기에 발견해 수술과 항암제 치료를 병행했습니다. 수술 후 회복을 위해 항암제 치료를 받을 때마다 주기에 맞춰 꾸준히 입원해 컨디션을 관리했습니다.

항암제 치료를 받는 환자 중에는 부작용이 심한 시기에 암전문 요양 병원 및 한방 병원에 입원해 관리를 받으며 컨디션을 조절하는 경우가 많습니다. 아무래도 부작용을 집에서 관리하기가 어렵고 영양 상태도 좋지 않다 보니 부작용이 가장 심한 시기인 항암 2주차에 입원하는 경우가 가장 흔합니다. 부작용이 큰 경우 항암제 치료를 하는 전 기간을 입원하는 환자도 있습니다.

미경 님은 3주 간격으로 항암제 치료를 받으며 첫 1주는 집에서 보내고, 컨디션이 가장 떨어지는 2주차에 입원해 다음 항암일까지 치료를 받았습니다. 꾸준히 규칙적으로 관리한 덕분에 총 6번의 항암제 치료를 한 번도 밀리지 않고 무사히 받았으며 큰 후유증 없이 치료를 종료했습니다.

항암제 치료 시 주의할 것

항암제 치료는 합병증이 있거나 주사를 반나절 이상 맞아야 할 때는 입원해 병실에서 맞기도 하지만 대부분은 낮병동 외래 주사실에서 침대에 눕거나 안마의자에 앉아서 맞고 귀가합니다. 투여 시간은 주사제에 따라 짧게는 1시간, 길게는 6시간까지 걸려요. 환자들은 주사를 맞는 시간이 참 안 간다고들 합니다. 여러 생각이 스치며 잠도 잘 오지 않는다는 분이 많아요. 이 시간을 잘 보낼 수 있게 준비를 해서 오세요. 휴대폰으로 영상을 보거나 음악을 듣거나 책을 읽는 등 시간을 보낼 무언가가 있으면 도움이 될 수 있습니다. 일부 항암제의 경우 투여하는 동안 입안에 얼음을 물고 있으면 구내염을 예방하는 효과가 있습니다. 또 추위를 느끼는 분들도 많아요. 담요와 핫팩, 따뜻한 물을 챙기면 좋습니다. 항암제를 맞는 동안 오심이나 구토가 생길 수 있으니 치료 당일 아침은 가볍게 식사하세요.

항암제 치료 중에는 생활용품도 바꿔주면 좋습니다. 칫솔질을 하다가 상처가 생기면 구내염이 더 쉽게 생길 수 있습니다. 항암제 치료를 하면서 치약이 맵다고 하는 분도 많아요. 부드러운 칫솔, 맵지 않고 자극이 덜한 치약을 준비해두세요. 수시로 가글을 하면 좋으니 알코올이 들어가지 않은 가글 용액도 준비하세요.

손발이 차고 저린 경우도 많습니다. 핫팩, 수면 양말 등 보온 용품이 있으면 좋습니다. 물컵과 물병도 곳곳에 두세요. 물을 수시로 마시면 항암제가 빨리 배출되어 부작용을 줄이는 데 도움이 됩니다. 그리고 체온계가 없다면 구비해두세요. 열이 나면 응급실에 가야 하거든요. 수시로 체크할 수 있게 체온계가 있어야 합니다.

항암제 치료 중에는 부작용으로 인해 평상시와 같은 생활을 하기 어렵습니다. 오심, 구토, 소화불량 등 소화기계 부작용이 흔히 나타납니다. 먹는 것은 물론이고 음식 냄새를 맡기 힘들 수도 있어요. 미리 요리해 냉동해두는 것도 좋습니다. 어린 아이가 있다면 아이를 돌봐줄 사람이 필요할 수도 있습니다.

가급적 외출은 삼가하세요. 대부분의 항암제는 골수에서 혈액 세포 만드는 기능을 억제합니다. 백혈구 수가 감소하며 감염의 위험성이 커지죠. 사람이 많은 곳에 가는 것은 피해주세요. 기본적인 위생 관리를 철저히 하고 피부에 상처가 나지 않도록 조심해야 합니다.

치료 중 이런 변수가
있을 수 있습니다

항암제 치료를 연기하자고요?

암 치료를 받다보면 의사가 항암제를 바꾸자고 하거나, 항암을 쉬어가자고 할 수도 있습니다. 당분간 치료를 중단하고 지켜보자고 할 때도 있고, 치료를 중단하자고 할 수도 있습니다.

환자들은 치료 계획대로 하면 상태가 호전될 줄 알았는데, 악화되었다는 말에 의사를 원망하기도 합니다. 왜 계획대로 진행하지 않느냐고 항의하는 환자도 있습니다. 의사의 말이니 따르긴 하지만 불충분한 설명에 답답해하는 경우도 상당수입니다.

두 번째 항암제 치료부터는 항암제를 투여하기 전에 혈액검사부터 합니다. 환자의 백혈구가 정상 수준으로 돌아왔는지, 면역체계가 항암제를 감당하기 충분할 만큼 강한지를 점검하는 것입니다.

대부분의 항암제는 골수에서 혈액세포 만드는 기능을 억제해요. 이로 인해 항암 치료 중에는 백혈구 감소가 흔한 부작용으로 나타납니다. 백혈구 정상 수치는 혈액 1마이크로리터(㎕L) 당 4,000~10,000으로 최소 4,000 이상으로 회복되어야 항암제 치료를 할 수 있습니다. 환자마다 수치가 감소되는 정도나 회복기간에는 차이가 있지만 대개의 경우 항암제를 투여하고 3~4주 후에는 정상으로 회복합니다. 그런데 회복이 느릴 때가 있습니다. 항암 치료가 여러 번 이어지면 아무래도 회복 속도도 점점 더뎌지고요.

백혈구 중에서도 호중구 수치가 떨어지면 면역력이 저하돼 환자가 균에 감염될 위험이 높아지며 여러 가지 문제로 이어질 수 있습니다. 그렇기 때문에 **백혈구 수치가 심각할 정도로 낮거나 회복이 너무 지연되거나 수치 저하에 따른 합병증이 동반된 경우에는 백혈구의 생산을 촉진시키는 약제를 사용하거나 항암제 용량을 줄여서 투여할 수 있습니다. 치료를 1~2주 연기할 수도 있어요.**

치료를 연기하자고 하면 환자들은 두 가지 반응을 보입니다. 우선 치료를 받을 수 없을 만큼 몸 상태가 좋지 않은 것인지 염려하는 경우인데요. 감염 위험에 적극 대처하기 위해서이니 크게 염려하지 않아도 됩니다.

반대로 컨디션이 좋은데 왜 치료를 늦추자고 하느냐고, 아침 일찍 서둘러서 왔는데 그냥 맞고 가겠다고 하는 경우도 있습니다. 하지만 백혈구 수치가 낮아도 환자에게 자각되는 증상은 없습니다.

컨디션이 좋아도 혈액검사 상 수치가 낮으면 회복이 덜 된 겁니다. 의사 입장에서도 그냥 돌려보내고 싶지 않지만, 백혈구의 회복은 그만큼 중요한 것이라 치료를 미루는 것이니 의사의 지시를 따라주세요.

[암환자 사례 보기]

승범 님은 60대 건장한 남성으로 폐암 수술 후 내원한 환자입니다. 수술 부위 통증 외에는 별다른 증상이 없어서 겉보기에는 너무나도 건강한 정상인이었습니다. 환자 본인도 항암제 치료를 앞두고 통증을 빠르게 회복하고 저하된 면역력을 회복하기 위해 통합 암 치료를 받길 원했습니다.

그런데 가벼운 마음으로 입원한 것과 달리 막상 혈액검사를 해보니 적혈구, 백혈구 수치가 심각한 수준이었습니다. 항암제 치료를 진행할 수 없는 수치였기 때문에 이 문제를 우선적으로 해결하는 쪽으로 치료 방향을 바꿨습니다. 덕분에 항암제 치료를 예정한 계획대로 시작할 수 있었습니다. 이후에도 항암제 치료를 할 때마다 피로감 외에는 평소와 다르지 않다고 했으나 혈액검사에서는 백혈구 감소증상이 나타나 안정 치료를 꾸준히 진행했습니다.

백혈구 감소는 중요한 문제이나 심각해지기 전에는 뚜렷한 증상이 없습니다. 때문에 쉽게 놓치는 경우가 많습니다. 항암제 치료를 하는 당일에 알게 되면 스케줄에 지장이 생기는 경우가 많으니 꼭 중간중간 체크하고 관리하는 것이 좋습니다.

항암제를 바꾼다고요?

항암제 치료를 받으면 2사이클 또는 3사이클 뒤에 신체 검진과 혈액 검사, CT, 핵의학 영상 검사 등 검사를 합니다. 암이 치료에 어떻게 반응했는지를 점검하는 거예요. 반응은 완전 관해, 부분 관해, 안정 병변, 진행 병변 등 4가지로 나눕니다.

완전 관해는 검사에서 암이 발견되지 않는 것입니다. 그렇다고 암이 완전히 사라졌다는 것은 아닙니다. 의학 용어로는 NEDNo evidence of disease, 암의 증거가 없다는 것입니다. 세계보건기구에서는 완전 관해를 '임상적으로 계측, 평가 가능한 병변(암 세포)이 모두 사라지고, 새로운 병변이 보이지 않는 상태가 4주 이상 지속된 상태'라고 정의합니다.

종양의 크기가 50퍼센트 이상 줄어들고, 종양에 의한 2차적 악화가 없으면서 새로운 암이 생기지 않은 상태가 4주 이상 지속되면 부분 관해라고 합니다. 예를 들어 6×6센티미터였던 종양이 치료 후 2×2센티미터로 줄어들었고 전이가 없다면 부분 관해 상태로 볼 수 있습니다. 검사 결과가 완전 관해나 부분 관해에 해당하면 치료 효과가 있는 것으로 판단하고 현재의 항암제를 계속 투여합니다.

항암제 치료를 받고 있다면 안정 병변, 진행 병변이라는 용어에 익숙할 겁니다. 안정 병변은 치료 후에도 종양의 크기에 큰 변화가 없는 상태를 말합니다. 종양의 크기가 이전과 비교해 50~125퍼센트 사이면 안정 병변에 해당합니다. 치료 효과가 없는 것은 아닙니다. 보통 암은 아무런 조치를 취하지 않으면 지속적으로 성장해요. 치료를 통해 안정 병변이 되면 암의 성장을 억제하고 자라는 속도를 더디게 만들었다고 봅니다. 이 경우 보통 같은 항암제를 사용하지만 환자의 상황에 따라 다른 약제로 변경하기도 합니다.

진행 병변은 항암제 치료를 받는데도 불구하고 종양의 크기가 커진 상태입니다. 종양의 크기가 이전과 비교했을 때 125퍼센트 이상 커지거나 항암제 치료 중에 새로운 암 덩어리가 생기는 경우를 말하는데요. 현재 투여하는 항암제에 내성이 생겨 더 이상 효과가 없다는 의미이므로 항암제를 다른 것으로 바꿉니다.

더 이상 해줄 수 있는 게 없다고요?

검사 결과가 완전 관해, 부분 관해, 안정 병변인 경우 의사는 '좋아졌다'고 표현합니다. 그런데 안정 병변의 경우 종양의 크기에 큰 변화가 없는데 좋아졌다고 하니 환자 입장에서는 의아할 수 있습니다. 만약 치료를 하지 않았다면 어땠을까요? 분명 암은 자랐을 겁니다. 그러니 큰 변화가 없다는 것은 치료가 성장을 억제했다는 뜻이지요. 성장이 억제된 만큼 환자의 생명이 연장되었으니 좋은 상황 맞습니다.

종양이 줄어들었다는 것은 항암제에 반응해 일부 암세포가 죽었다는 말입니다. 그런데 모든 암세포가 죽지는 않습니다. 일부는 살아남아요. 이 암세포들은 지금 투여하고 있는 항암제에 반응하지 않는 독한 암세포들입니다. 그리고 어느 순간부터는 항암제를 투여해도 자라나기 시작합니다. 내성이 생기는 시점입니다. 일단 내성이 생기면 항암제가 들어와도 암세포가 계속해서 자라므로 이때에는 항암제를 바꿉니다. 병이 진행됨에 따라 암세포는 독해지고, 항암제 치료에서 살아 남은 독한 암세포들만 살아남습니다. 항암제를 계속 바꾸니 써볼 수 있는 약도 없습니다. 항암제 치료가 진행될수록 환자의 기력은 쇠약해집니다.

항암제 효과가 점점 줄어들고 항암제를 견디지 못할 정도로 환자의 기력이 쇠하면 항암제 치료의 득과 실을 다시 고민합니다. **득보다 실이 커지면 항암제 치료를 중단합니다.** 이때 의사들이 흔히 "더 이상 해드릴 것이 없다"고 말합니다. 이 말은 환자 입장에서는 "모든 치료를 중단합니다"고 들릴 수 있어요. 하지만 정확히는 암에 대한 적극적인 치료가 더 이상 도움이 되지 않으니 **공격적인 치료를 멈추고 환자의 삶의 질을 높이고 증상을 완화하는 치료로 방향을 바꾸자는 뜻입니다.**

3장

암 치료를 잘 받으려면

–치료 부작용 줄이기

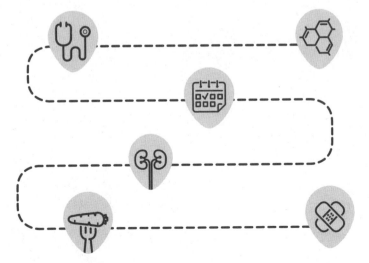

항암제 치료
부작용이란?

3대 표준 치료인 수술, 방사선, 항암제 치료는 공통적으로 암을 직접적으로 공격하는 데 주안점을 두고 있습니다. 몸 상태가 어느 정도 악화되는 것을 감수하더라도 암을 빠르게 줄이거나 없애는 데 집중해요. 때문에 부작용이나 후유증, 합병증이 나타날 가능성이 큽니다.

그중에서도 항암제 치료는 부작용이 가장 다양하고 고통스럽게 나타납니다. 어떤 항암제를 얼마나 쓰고, 환자의 상태는 어떤지에 따라 달라지지만 처음에는 부작용이 없거나 약하게 나타났더라도 치료 차수가 거듭될수록 부작용이 심해지고 체력과 면역력이 저하되면서 견디기 힘들어집니다. 처음에는 덤덤하게 치료를 받던 환자도 다음 항암제 투여일이 다가오면 '이번에는 또 얼마나 고생

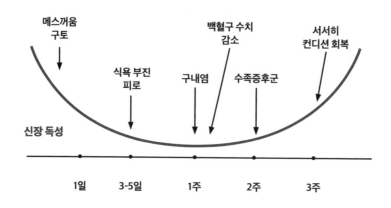

시기별 항암 부작용(개인차 있음)

메스꺼움
구토

백혈구 수치
감소

서서히
컨디션 회복

식욕 부진
피로

구내염

수족증후군

신장 독성

1일   3-5일   1주   2주   3주

을 하게 될지 겁이 난다'고 하는 경우가 적지 않습니다.

위 그림은 항암제 치료 한 사이클마다 반복되어 나타나는 대표적
인 부작용을 보여줍니다(일반적인 순서이며 개인차가 있습니다).

일반적으로는 항암제를 투여하자마자 메스꺼움과 구토 증상이
나타납니다. 2~3일이 지나면 입맛이 없고 지친다고들 하세요. 일
주일 정도가 지나면 구내염이 쉽게 생기고, 이어 백혈구 수치가 바
닥으로 떨어지며 손발이 저리는 등 수족증후군이 나타납니다. 그
리고 **천천히 컨디션을 회복하기 시작해 백혈수 수치가 정상으로 회**
복될 즈음 다음 항암제를 맞게 됩니다.

대부분의 부작용들은 시간이 지나면 저절로 회복됩니다. 심한

부작용도 여러 가지 치료로 조절할 수 있으며 예방할 수도 있으니 큰 걱정은 하지 않으셔도 됩니다. 다만 손발 저림이나 수족증후군 등 일부 부작용은 치료가 완전히 종결된 뒤에도 이어지는 경우가 많아요. 특히 항암제가 폐, 신장, 심장, 생식 기관에 손상을 준 경우에는 영구적으로 지속될 수도 있어요. 이런 경우 처음 나타났을 때부터 적극적으로 치료하고 관리해줘야 회복할 수 있습니다.

간혹 "다른 환자들은 부작용이 심한데 나는 부작용이 없는 게 불안하다. 항암제 효과가 없는 것 아니냐"고 묻는 분들이 계신데 부작용과 효과는 별개입니다. 운이 좋다고 생각하시고 마음 편하게 치료 받으세요. 반대로 '부작용이 심할수록 항암제 효과가 세게 나타나고 있으니 참겠다'는 분들도 계십니다. 절대 그렇지 않아요. 오히려 부작용을 견디다가 체력이 저하되어 다음 치료를 제때 받지 못할 수 있으니 참지 마시고 적극적으로 관리해주세요.

항암제 부작용은 세포 분열이 왕성한 곳일수록 심하게 나타납니다. 모공 세포에 영향을 줘 탈모가 생기고 구강에서 항문까지의 점막세포의 재생을 방해해 구내염, 메스꺼움, 구토, 설사 등 다양한 구강 및 소화기계 증상이 나타납니다. 혈액세포가 손상되며 골수 기능이 감소해 빈혈이 생길 수 있으며 출혈과 감염을 조심해야 합니다.

소화기계 부작용
줄이는 법

식욕 부진

식욕 부진은 암 치료로 인해 발생하는 가장 흔한 문제 중의 하나입니다. 먹고자 하는 의욕이 떨어지고 이로 인하여 음식 섭취가 줄어들거나 전혀 먹지 못하는 것을 말하는데요. 암세포가 식욕을 저하시키는 물질들을 분비하기도 하고, 불안감이나 우울 등 심리적인 원인으로도 생길 수 있습니다. 메스꺼움과 구토, 구내염, 설사, 변비 등의 부작용이 생기면서 자연스럽게 식욕이 감소하기도 하죠. 항암제 치료를 받는 환자 80퍼센트에서 식욕 부진이 나타난다고 보고하고 있어요.

식욕 부진은 단순히 '입맛이 없네' 정도로 가볍게 여길 수 있지만, 암환자 중 40~80퍼센트는 영양실조 상태입니다. 영양실조는 암환자 사망 원인의 20~50퍼센트를 차지해요. 암환자는 암으로 죽는 것이 아니라 굶어죽는다는 말까지 있습니다. 그러니 **암투병 중에는, 특히 치료 중에는 균형 잡힌 영양소 섭취에 신경써주세요. 가급적 잘 먹을 수 있는 방법을 찾아야 합니다.**

함께 먹기

입맛이 없다면 가급적 가족이나 친구와 어울려 식사를 해보세요. 분위기가 도움이 됩니다. 식탁을 예쁘게 꾸미거나 좋아하는 음악을 트는 것처럼 기분을 전환시키는 분위기를 만들어두는 것도 좋은 방법입니다. 혼자 사는 환자 중에는 '먹방'을 보면서 식사를 하면 몇 숟가락이라도 더 먹게 된다는 분도 있습니다.

여러 번 나누어 먹기

한 번에 많이 먹기 힘들다면 하루에 5~6끼로 나누어서 먹어보세요. 쉽게 손이 갈 수 있는 곳에 음식을 두면 식욕을 느낄 때마다 먹을 수 있습니다. 식사 30분 전에는 되도록 물도 마시지 마세요. 포만감에 식욕이 더 떨어질 수 있으니까요. 또 양배추나 탄산음료는 가스로 인한 복부 팽만을 유발하므로 가급적 피해주세요.

음식 냄새 피하기

음식 냄새를 맡으면 식욕이 떨어질 수 있습니다. 직접 요리를 한다면 평소에 좋아했던 음식이나 먹고 싶은 음식을 미리 준비하여 소량씩 나누어 냉동고에 보관해두세요. 냄새를 맡지 않고 쉽게 식사를 챙길 수 있습니다. 식사는 가급적 주방과 멀리 떨어진 곳에서 하면 냄새를 피할 수 있겠지요.

식욕 일지 작성하기

내가 언제 가장 식욕이 좋은지를 찾아서 그 시간대에는 무언가를 먹는 겁니다. 보통 아침에 식욕이 가장 좋습니다. 아침식사는 꼭 하도록 하세요. 통증으로 인해 식욕이 없다면 식사 전에 진통제를 먼저 복용하는 것도 괜찮습니다.

간식과 보충 식품 먹기

푸딩, 젤리, 아이스크림, 요구르트, 밀크 쉐이크와 같은 유제품은 먹기 쉽고 열량도 높아요. 간식으로 추천합니다. 그럼에도 불구하고 절대적인 식사량이 부족하다면 마시는 형태의 영양보충식품을 이용하세요.

보조 치료

포도당 주사나 단백질, 영양 주사 등 보조 치료를 받는 것도 방

암 완치 로드맵

법입니다. 의사와 상의하면 식욕 촉진제를 처방해주기도 합니다.

오심·구토

식욕 부진만큼 오심·구토를 경험하는 환자가 많습니다. 항암제의 대부분이 위점막과 구토를 조절하는 뇌의 특정 부위에 영향을 미치기 때문이죠. 특히 젊은 환자에게서 더 많이 나타나는데요. 65세 이상 환자들만 해도 흔하지 않은 반면 55세 이하, 남성보다는 여성 환자에게 더 흔합니다. 오심·구토가 심하면 먹기도 힘들고 탈수와 피로도도 높아져요. 회복도 지연될 수 있으니 잘 관리할 필요가 있습니다.

오심·구토는 항암제가 들어가자마자 나타나기도 하고 몇 일 뒤에 나타나기도 합니다. 항암제가 들어가고 5~6시간 후에 가장 심하게 나타나 24시간 안에 사라지는 오심·구토를 '급성 오심·구토'라고 합니다. 그 후부터 며칠간 지속되면 '지연성 오심·구토'라고 합니다. 항암제에 따라 증상이 나타나는 시간이 다르기도 합니다. 시스플라틴의 경우 투여 후 48~72시간 사이에 가장 심하게 나타나고 6~7일까지 지속되는 경향이 있어요. 한 번 오심·구토를 경험한 분들은 항암제 치료를 받을 생각만 해도 증상이 나타난다고 합니다. 병원 입구부터 오심·구토가 시작된다고도 하세요. 병원에서 미리 항구토제를 처방해주는 경우도 있습니다.

오심·구토는 환자에 따라 약하게 나타나기도 하고 심하게 나타나기도 합니다. 수분 섭취가 어렵거나 소변이 노랑색이고 평상시보다 훨씬 적게 볼 때, 그리고 구토물이 커피색일 때는 병원에 가보는 게 좋습니다. 수액 등 도움이 되는 치료들이 많아요.

지연성 오심·구토가 흔히 나타나는 항암제

· 시스플라틴cisplatin
· 카보플라틴carboplatin
· 사이클로포스파마이드cyclophosphamide
· 독소루비신doxorubicin

오심·구토는 예방도 중요합니다. 울렁거릴 때 먹히는 걸 미리 준비해두세요. 주로 맛이 나지 않는 비스킷이나 생강으로 만든 음식, 차 등이 도움이 되는데요. 특히 생강은 항암제 치료를 받기 전부터 꾸준히 드시면 좋습니다.

속이 울렁거릴 때는 심호흡을 천천히 해보세요. 조금이나마 가라앉습니다. 물을 한 모금 마시는 것도 좋습니다.

[암환자 사례 보기]

경선 님은 50대 여성으로 식도암 2기 환자입니다. 항암제 치료와 방사선 치료를 동시에 받던 중 복부와 식도의 통증으로 전혀 먹지 못하는 상태로 병원에 실려온 케이스입니다. 한눈에 봐도 심각한 저체중 상태였습니다. 환자는 기운이 없고 걷지도 못하겠으며 물만 마셔도 통증이 심해 어떤 것도 입에 넣을 수 없다고 했습니다. 목소리도 작고 힘이 하나도 없었습니다.

일단 입원해 수액을 통해 영양을 공급하며 소량의 유동식으로 버텼습니다. 각종 영양수액을 통해 더 이상 체중이 줄지 않게 유지하는 동시에 필수 영양소를 충분히 공급하여 식도와 소화기의 회복을 촉진했습니다.

그 결과 2주 정도가 지나니 전반적인 영양 결핍 상태가 해소됐고 음식을 먹을 수 있는 상태까지 몸이 회복됐습니다. 조금만 더 상태가 악화되었으면 치료 중단 위기에 놓였을 텐데 다행히 너무 늦지 않게 영양 상태를 개선했고, 항암제와 방사선 치료도 지속할 수 있었습니다. 덕분에 암이 수술 가능한 크기까지 줄어들어 무사히 수술도 받았습니다. 식도암이다 보니 수술 후 다시 먹지 못하는 상태가 되었지만, 마찬가지로 다시 입원해 수액으로 영양 공급을 하며 회복 기간을 견뎌낸 뒤 음식을 먹을 수 있을 만큼 무사히 회복해 걸어서 퇴원했습니다.

물론 음식을 골고루, 입으로 먹으면 가장 좋습니다. 하지만 아무리 노력해도 먹지 못할 수도 있습니다. 체중이 눈에 띄게 줄고 있다면 수액으로 영양을 공급하면서 먹을 수 있을 때까지 버티는 것도 방법입니다.

심한 경우 냉장고 문만 열어도 구토 증상이 나타난다는 분들도 있습니다. 집 안에서 요리를 가급적 안하면 좋지만, 사실상 불가능하죠. 요리를 하더라도 튀김이나 냄새가 강한 음식은 피해주세요. 환기를 자주 해 집 안 공기를 수시로 바꾸는 것도 도움이 됩니다. 뜨거운 음식이 오심을 유발할 수도 있습니다. 차거나 실온 정도로 맞춰 드세요. 실내 온도도 영향을 줍니다.

너무 덥지 않게 쾌적한 온도를 유지하세요. 음악을 듣거나 티비를 보는 등 주의를 다른 곳으로 돌려보세요. 오심·구토가 줄어들기도 합니다.

설사

항암제에 의해 장 점막 세포가 손상을 받거나 장에 분포된 교감 신경과 부교감 신경의 밸런스가 파괴되면 장 속의 수분이 제대로 흡수되지 못해 설사가 생깁니다. 항암제 치료를 받는 환자 중 50~80퍼센트 정도는 설사를 경험한다고 알려져 있어요.

설사의 정도는 항암제의 종류와 투여량, 투여 스케줄에 따라 달라지는데요. 항암제 중에서도 대장암, 위암, 폐암에서 사용되는 이리노테칸을 투여하는 경우 설사가 흔히 나타납니다. 때문에 병원에서 미리 지사제를 처방해주니 증상이 생기면 드시면 됩니다. 또 젤로다나 플루오로피리미딘계 항암제도 설사를 유발하는 경우가 흔합니다. 설사가 지속되면 복통, 탈수 및 전해질 불균형 등이 나타날 수 있으니 적절한 관리가 필요합니다.

설사를 할 때는 특히 음식에 신경을 써주세요. 보리차나 맑은 유동식을 드시면서 충분한 수분을 섭취해주어야 합니다. 장이 약해져 있으므로 식사는 소량씩 자주 먹는 게 좋습니다.

설사를 자주하면 항문에 상처가 생길 수 있습니다. 상처가 생기면 감염의 가능성이 있으니 배변 후 항문 주변을 따뜻한 물로 씻은 후 충분히 건조시켜주세요. 24시간 이상 설사가 지속되고 심한 복통이 있는 경우에는 의사와 상의하세요.

변비

변비는 대변을 볼 때 힘이 들고 단단하고 횟수가 줄어드는 것을 말합니다. 암환자의 40퍼센트 정도가 변비를 경험한다고 해요. 또 젊은 환자보다는 고령 환자들에게 변비가 더 많이 발생합니다.

항암제는 자율신경계에 영향을 줍니다. 장 기능이 평소보다 저하되며 변비가 생기기 쉽습니다. 또 입원한 경우 아무래도 화장실을 같이 쓰는 경우가 많아 대변을 참다가 변비로 이어지기도 합니다. 항암제 치료가 워낙 힘들다 보니 대부분 침대에서 생활해 활동하는 시간이 줄어드는 것도 영향을 줍니다.

수분이나 섬유질이 부족한 경우에도 변비가 생기는데 오심이나 구토가 있는 환자들은 음식을 제대로 먹지 못해 변비가 생기는 분들이 많습니다. 항구토제, 제산제, 이뇨제, 항우울제, 철분제 등 약물을 복용하고 있는 경우에도 변비가 발생할 수 있습니다. 암성 통증이 발생해 마약성 진통제를 복용하면 대부분 변비가 생깁니다.

변비는 예방이 중요합니다. 우선 활동량을 늘려주세요. 장 기능이 떨어져 있으니 몸을 움직여서 장 운동을 촉진하는 노력이 필요합니다. 식사량도 중요합니다. 입맛이 없어도 가급적 먹어야 합니다. 수분 섭취도 충분히 해주세요. 단, 커피와 차 등 카페인 음료는 이뇨제로 작용하므로 피하세요. 섬유질이 풍부한 음식을 먹는 것도 좋습니다. 껍질이나 씨앗까지 먹는 신선한 야채 과일을 많이 드세요. 다만 배만 빵빵해지고 가스 분출이 잘 안 된다면 섬유질 섭취는 줄이는 게 낫습니다.

당장 답답하고 힘드니 임의적으로 변비약을 복용하거나 관장을 하는 분들이 계십니다. 의사와 상담을 통해 대변 완화제나 변비약을 사용하는 것을 추천합니다.

항암제 치료를 받는 환자에게는 변비와 설사가 번갈아가며 나타나는 경우가 흔합니다. 대부분 변비로 고생하다가 설사를 하는 양상을 띱니다.

딸꾹질

....

항암제 치료를 받는 환자들이 종종 '왜 요즘 딸꾹질이 자주 나죠?'라고 묻습니다. 딸꾹질이 자주 나긴 하는데, 부작용이라는 생각은 하지 못하세요. 딸꾹질은 누구나 하는 거고, 치료를 받기 전에도 했으니 그럴 수 있습니다. 하지만 딸꾹질은 항암제 치료를 받는 환자 중 30퍼센트가 겪는 명확한 부작용입니다.

딸꾹질은 원인은 알려져 있지 않지만 여성보다 남성에게서 더 자주 보고되고 있습니다. 시스플라틴이나 싸이톡산 등 일부 항암제가 딸꾹질을 유발합니다. 또 항암제 치료 부작용으로 오심·구토를 호소하는 경우 처방하는 항구토제가 딸꾹질을 유발하기도 해요. 이 경우 의사와 상의하시면 다른 약으로 바꿔줄 겁니다.

딸꾹질이 평소보다 자주 나타난다면 언제부터 시작됐는지, 지속적이고 주기적으로 나타나는지, 특히 항암제 치료마다 반복되는지를 체크해보세요. 대부분의 경우 딸꾹질은 수분 이내에 멈추며 일상 생활에 큰 지장을 주지는 않습니다. 만약 48시간 이상 계속되는 지속성 딸꾹질이라면 수면 장애, 피로감 증진 등을 유보할 수 있으니 의사와 상의해보세요. 할로페리돌이나 클로로프로마진과 같은 항도파민계 약물을 투여해 치료할 수도 있습니다.

딸꾹질을 피하고 싶다면 갑작스런 온도 변화를 피해주세요. 술이나 탄산 음료를 마시지 않는 게 좋습니다. 식사도 천천히 하세요. 빨리 먹을수록 딸꾹질이 나기 쉬워요.

딸꾹질이 시작되면 숨을 참아보세요. 가장 간단히 멈출 수 있는 방법입니다. 그래도 멈추지 않으면 얼음물이나 레몬즙, 식초와 같은 신 음료를 마시는 것도 방법 중 하나입니다. 입에 설탕을 한 숟가락 머금고 천천히 삼키면 멎기도 합니다.

구강 부작용
줄이는 법

구내염

피곤하거나 잘 먹지 못하면 입 안이나 목 안쪽이 헐고 염증이 생깁니다. 일반인이라면 몇 일 고생하면 저절로 나아요. 심한 경우는 약을 써서 빨리 회복시키기도 하지만 대부분 시간에 맡겨도 문제가 없습니다. 하지만 항암제 치료 중이라면 다릅니다. 항암제로 인해 구강 점막 세포가 손상되어 구내염이 더 잘 생기는데, 구내염이 생기면 통증이 무척 강하기 때문에 환자들이 음식을 잘 먹지 못하게 됩니다. 만약 항암제 치료 후 부작용으로 구내염이 생겼다면 다음에도 또 생길 가능성이 높습니다. 지속적으로 구내염이 생기면 심한 경우 영양 불량이나 탈수가 될 수도 있습니다. 만약 구내염이 생긴 자리에 세균이 들어가면 이차 감염을 일으켜 위험해질 수도 있어요. 그래서 구내염은 치료를 중단하게 만들 수 있는 심각한 부작용 중 하나로 다뤄질 때도 있습니다. 때문에 구내염은 가급적 미리 예방하고, 발생했다면 적절히 치료해 이차 감염을 예방할 필요가 있습니다.

구내염은 보통 항암제를 투여하고 일주일 정도 후에 생기는데요. 구내염이 나타나기 전 점막을 보면 빨갛게 부어오릅니다. 입 안이나 목 안쪽 점막이 빨갛다면 구내염의 신호라고 보면 됩니다. 신호가 보이면 입 안을 더욱 청결하게 유지해주세요. 식후와 잠자기 전에 반드시 양치질을 합니다. 그리고 양치 후 가글을 꼭 해주세요. 칫솔모도 부드러운 걸 쓰는 게 안전합니다. 칫솔을 따뜻한 물에 담궜다 사용하는 것도 좋습니다.

가글도 자주 해주세요. 다만 항암 중에는 알코올이 함유된 가글용액은 사용하지 않는 게 좋습니다. 알코올이 들어 있으면 입 안을 건조하게 하거나 자극할 수 있거든요. 시중에 파는 가글용액은 알코올이 함유된 게 많으니 클로르헥시딘 성분(분홍색)의 가글용액을 사용해주세요. 또는 생리식염수나 물 500밀리리터에 소금 1/4 티스푼 섞어서 사용하는 걸 추천합니다.

〈가글하는 법〉

- 구내염이 생겼다면 클로르헥시딘 성분(분홍색)의 가글용액

암 완치 로드맵

(10~20cc정도)을 1분간 입안에 머금고 계세요. 예방 차원이라면 생리식염수나 물 500밀리리터에 소금 1/4티스푼 섞어서 사용해도 좋습니다.

- 목 안쪽까지 약물이 닿을 수 있도록 가글한 뒤 뱉습니다. 물로 헹구지 마세요.
- 식사 후에는 먼저 양치질을 한 다음에 하세요(1일 5~6회).
- 가글 후 30분 이내에는 가능한 음식을 먹지 않습니다.
- 구내염 증상이 심해지면 횟수도 늘립니다.

구내염이 생겼다면 뜨겁거나 맵거나 신맛이 나는 등 자극적인 음식은 피해주세요. 실온과 비슷하거나 약간 차게 해서 드시면 입안과 목에 자극을 주지 않을 수 있습니다. 통증이 심하다면 식사를 하기 전에 얼음을 물고 있거나 국소마취 가글 용액으로 가글을 해보세요. 조금이라도 수월하게 드실 수 있습니다. 식전에 진통제를 복용하는 것도 통증을 조절하는 데 도움이 됩니다.

구내염이 생기면 죽, 두부, 계란찜, 삶은 감자나 고구마 등 수분이 많고 부드럽고 씹고 삼키기 쉬운 음식, 콩류, 계란, 육류, 유제품(우유, 치즈 등), 과일, 채소 등 단백질과 비타민이 풍부한 음식을 드세요. 특히 계란 노른자를 추천합니다. 자극도 적고 여러 영양소를 가지고 있어 영양적으로도 훌륭한 음식입니다. 평상시에 비타민C를 복용하면 구내염을 예방하는 데 도움이 됩니다.

구강건조증

구강건조증은 침샘에서 침 분비가 50퍼센트 이상 감소하여 입 안이 건조해지는 증상을 말합니다. 수분 섭취가 감소했거나 설사나 구토가 심한 경우 탈수로 이어지며 입안이 마르기도 합니다. 또 입으로 숨을 쉬면서 입안의 수분이 증발되어 주관적으로 건조함을 느낄 수도 있어요.

입안이 마르면 생각보다 불편한 점이 많아집니다. 일단 말을 오래 하거나 마른 음식을 씹어 삼키는 것이 어려워져요. 혀가 갈라지는 등 혀 표면의 변화나 통증이 있을 수 있으며 모든 음식이 달거나 쓰게 느껴질 수 있습니다. 또 충치나 감염의 원인이 될 수 있어 관리가 필요합니다. 특히 방사선 치료를 받으며 침샘이 파괴된 경우에는 치료가 종료된 뒤에도 수년까지 증상이 지속될 수 있습니다.

구강건조증이 생기면 식사 중간에 자주 수분 섭취를 해주세요. 마른 음식보다는 촉촉하고 삼키기 쉬운 음식을 섭취하세요. 평상시에도 물을 조금씩 자주 마시세요. 얼음을 녹여 먹는 것도 좋습니다. 물로 입을 자주 헹구는 것도 도움이 돼요. 알코올이 포함된 가글 용액은 입 안을 더욱 건조하게 할 수 있으니 사용하지 마세요. 신맛이 나는 음식, 비타민C, 자일리톨 껌, 레몬 사탕 등은 침샘을 자극하여 침 분비를 촉진해 도움이 됩니다. 가습기 등을 이용해 습도를 유지하는 것도 좋은 방법입니다.

신경계 부작용
줄이는 법

손발 저림, 말초신경병증(수족냉증)

항암제는 모세혈관 등 혈압이 낮고 물질 이동이 잘 되는 곳에 침착하기 쉽습니다. 이로 인해 **말초신경계에 손상이 생기면 손발이 둔해지거나 저리고 화끈거리는 증상이 나타날 수 있습니다.** 투여하는 항암제, 용량, 기간에 따라 나타나는 정도는 다르지만 항암제 중에서도 옥살리플라틴, 시스플라틴, 탁솔 등을 투여받는 경우 더 흔하게 나타납니다. 옥살리플라틴을 투여받고 있다면 병원에서 며칠 동안은 차가운 걸 피하라는 안내도 해줄 거예요. 투약 직후부터 3일 이내에 증상이 나타나는데 차가운 것에 노출될 경우 악화되기 때문입니다.

· 시스플라틴cisplatin
· 옥살리플라틴oxaliplatin
· 탁솔Taxol, 도세탁셀docetaxel
· 빈크리스틴vincristine
· 익사베필론Ixabepilone
· 탈리도마이드thalidomide
· 벨케이드Velcade
· 레날리도마이드lenalidomide

말초신경병증은 초기에는 발가락 끝을 바늘로 찌르는 것 같은 증상으로 시작해 차츰 손가락 끝에서도 나타납니다. 손발의 감각이 떨어지니 꼭 남의 손발인 것 같다고도 하세요. 수족냉증이 나타나면 고통도 고통이지만 일상생활을 하는 데 지장이 생겨 힘듭니다. 감각이 둔해지니 물건을 집거나 옷에 단추를 채우는 것도 쉽지 않다는 분들이 적지 않습니다. 여성 환자들은 설거지를 할 때 찬물에 손을 담그면 너무 고통스럽다고 하세요. 이런 경우에는 면장갑을 끼고 그 위에 고무장갑을 끼면 조금이나마 도움이 될 수 있습니다. 시중에 발열 장갑도 있으니 활용하는 것도 방법입니다.

일상생활을 할 때 손발이 둔감하다는 것을 기억해주세요. 뜨거운 물도 아주 뜨겁지는 않더라도 지속적으로 노출되면 저온 화상을 입을 수 있는 온도인데도 못 느끼는 경우가 있습니다. 손의 감각이 저하되면 그릇을 자꾸 떨어뜨릴 수도 있어요. 가위나 칼을 쓸 때 더 쉽게 다칠 수도 있습니다. 발의 감각이 저하되는 경우에는 낙상이나 미끄러지는 경우도 있어요. 화장실에 미끄럼방지 매트를 깔아두는 게 좋고요. 욕조나 계단을 이용할 때는 조심해야 합니다. 운전도 위험할 수 있습니다. 집 안에서는 양말을 꼭 신으세요. 외출할 때도 구두나 슬리퍼보다는 편한 운동화를 신는 게 좋습니다.

말초신경병증은 일시적으로 나타났다 사라지는 경우도 있지만 치료가 끝난 뒤에도 수개월 내지 수년간 지속되는 경우가 흔합니다. 심한 경우 평생 동안 지속되기도 합니다.

말초신경병증이 생기는 원인이 아직 전부 밝혀지지 않았기 때문에 예방법도 없어요. 병원에서는 중추신경 계약인 리리카를 처방해주기도 하는데 절반 정도의 환자에게서만 효과가 나타납니다. 효과가 없다면 침, 약침 등 한방적 재활 치료를 시도해볼 수 있습니다. 족욕도 도움이 됩니다. 증상이 시작되자마자 치료를 하면 호전되는 경우가 많으니 적극적으로 관리해주세요.

피부 부작용
줄이는 법

탈모

탈모는 머리카락이 부분적 혹은 완전히 없는 것을 말합니다. 항암제에 따라 머리카락이 듬성듬성 빠지기도 하고 전부 빠지는 경우도 있습니다. 눈썹, 속눈썹, 체모 또는 음모가 빠지기도 합니다. 탈모는 항암제 치료를 받는 환자의 65퍼센트가 경험하는 흔한 부작용입니다. 동시에 가장 큰 스트레스를 호소하는 부작용이기도 해요. 머리카락이 빠지고, 속눈썹이 빠진 내 모습은 누구라도 받아들이기 어려우니까요. 화가 나고 우울해지면서 치료 과정이 더 버겁게 느껴질 수 있습니다. 그래서 탈모가 생기면 환자의 스트레스 관리가 중요합니다. 왜 탈모가 생기고, 어떻게 관리하고, 앞으로

· 탁소티어taxotere
· 파클리탁셀paclitaxel
· 독소루비신doxorubicin
· 싸이톡산cytoxan

어떻게 되는지를 알면 스트레스를 줄일 수 있어요.

탈모가 시작되는 시기는 항암제 종류, 투여하는 용량, 일정에 따라 다릅니다. 2~3주 주기로 치료를 받는다면 보통 치료가 시작되고 2주 후부터 머리카락이 빠지기 시작해 두 번째 주기가 끝날 즈음에 완전히 빠집니다. 탈모를 방지하는 제품이나 비타민 D_3제제를 두피에 도포하는 분들이 있는데 효과가 우수하다고 보고된 경우는 적습니다. 순한 샴푸를 사용하고 모발을 가볍게 두드리는 식으로 두피를 관리하는 정도를 추천합니다

대부분의 경우 치료가 끝나고 한두 달이 지나면 새로운 머리카락이 자라나기 시작합니다. 만약 너무 더디게 나는 것 같다면 신체의 회복도 같이 고려해보는 게 좋아요. 몸이 잘 회복되면 머리도 새로 자랍니다. 초기에는 항암제 치료를 받기 전과 굵기나 색이 다

를 수 있지만 1년 정도가 지나면 이전 머릿결로 돌아옵니다.

코털이 빠질 수도 있습니다. 코털이 없으면 콧속에 염증이 더 잘 생기고 감기에 걸리면 콧물이 더 잘 흘러나옵니다. 겨울에는 특히 더 고생스럽죠. 코 안쪽에 상처 치유 연고를 바르면 조금이라도 편하게 생활할 수 있습니다.

미용실에 가서 미리 머리카락을 미는 환자들도 많습니다. 머리카락이 수시로 빠지니 청소하기도 힘들고, 한 웅큼씩 빠지는 걸 보는 것 자체가 큰 스트레스로 다가오니까요. 실제로 머리카락이 빠지기 시작하면 두피가 따갑고 가렵기도 해요. 머리카락을 밀면 이 증상도 사라집니다. 가발을 쓰실 거라면 미리 사두었다가 미용실에 갈 때 가지고 가세요. 가발 손질까지 받고 오면 두 번 발걸음하지 않아 편하니까요.

머리를 밀고 나면 베갯잇에 닿을 때 느낌이 편하지 않을 수 있어요. 머리가 시리다는 분들도 있고요. 잘 때는 부드러운 두건을 쓰면 도움이 됩니다. 낮에는 모자나 비니를 쓰고 있으면 두피도 보호할 수 있습니다.

수족증후군

손과 발의 피부 변화가 나타나는 것을 말합니다. 손이나 발에 발진이 생기고 빨갛거나 가려울 수 있습니다. 심하면 물집이 생기고,

갈라지며 벗겨질 수 있어요. 발바닥 전체에 통증이 있으면 걷는 게 힘들어집니다. 특히 젤로다를 투여하는 경우 흔하게 나타나는 부작용입니다. 보통 치료를 받은 다음 날부터 2주 안에 발생하며, 처음에는 나타나지 않다가 치료 회차가 거듭되면서 생기기도 해요. 대부분 치료가 끝나고 2~4주 이내에 회복합니다.

수족증후군은 한 번 생기면 갈수록 심해지는 경우가 많아요. 처음부터 관리를 해두면 어느 정도 예방할 수 있습니다. 뒤꿈치 같이 굳은살이 딱딱하고 두껍게 있는 부위는 미리 각질을 제거하거나 각질을 녹이는 성분인 유레아 성분이 포함된 크림, 보습제를 발라주세요. 치료가 시작되면 첫 2~4주 동안 격렬한 운동이나 악기 연주, 운전 등 손과 발에 압력을 주는 활동은 피하는 게 좋습니다. 너무 타이트한 신발이나 샌들, 슬리퍼, 하이힐보다는 발에 잘 맞고 편한 신발을 신어주세요. 양말은 땀 흡수가 잘 되는 면 재질이 좋습니다. 설거지나 청소를 할 때는 면장갑을 껴주세요.

피부가 벗겨지고 진물이 나는 등 증상이 심할 땐 꼭 의사와 상의가 필요합니다. 항생제나 국소 마취제, 진통제 처방이 필요할 수 있어요. 심각도에 따라 항암제 용량을 줄이거나 중단할 수도 있습니다.

이 밖에도 손발톱이 검게 착색되거나 쉽게 부서지고 빠질 수도 있습니다. 탁소티어 항암제를 쓰는 환자의 대부분이 손발톱 변화를 겪는데요. 치료가 끝난 후 수개월이 지나면 자연적으로 회복합니다. 혹시 손발톱 뿌리 부분의 피부가 빨개지거나 통증, 진물이 나는 경우 의사와 상담이 필요합니다.

얼비툭스, 이레사, 타세바 등 항암제를 쓰는 경우 손발톱 주위에 염증이 적지 않게 생깁니다. 심한 경우 염증으로 인해 손발톱이 빠져 이차 감염으로 이어질 수 있습니다. 손발톱 피부가 붓고 통증이 있는지를 잘 확인하세요.

순환기계 부작용
줄이는 법

림프 부종

우리 몸에는 림프관과 림프절이 있습니다. 림프관은 혈관처럼 온몸에 분포해 있으며 림프관 안에는 림프액이 흐릅니다. 림프관이 손상되면 림프액이 제대로 흐르지 못하고 피부와 피하 조직에 축적됩니다. 이 상태를 림프 부종이라고 해요. 림프 부종이 생기면 흔하게는 팔 또는 다리가 반대쪽과 차이가 나게 붓고 무거운 느낌이 들어요. 피부가 붉고 열감이 느껴지거나 팽창감이나 단단한 느낌이 들기도 합니다. 또 근력이 약해지고 움직이는 범위가 제한되기도 해요.

특히 유방암 환자에게 림프 부종이 발생하는 경우가 흔합니다.

암세포는 림프관을 통해서도 전이가 잘 되다 보니 수술을 할 때 암 조직 주변의 림프관도 같이 제거하거든요. 유방암은 수술을 할 때 겨드랑이 림프절에 전이가 있거나 암의 크기가 큰 경우 겨드랑이 림프절을 제거합니다. 또 방사선 치료를 림프관 주변에 받는 경우에도 림프관이 일시적으로 손상되며 림프 부종이 생길 수 있어요. 유방암은 수술 후 보조요법으로 방사선 치료를 하는 경우가 많으니 림프 부종이 발생할 위험성이 더 높아요. 유방암 환자 중에서도 나이가 많을수록, 체중이 많이 나갈수록, 많이 사용하는 팔 쪽에서 유방암이 발생한 경우 림프 부종이 발생할 가능성이 더 높다고 합니다.

림프 부종은 예방이 중요합니다. 유방암 환자라면 무거운 물건을 드는 등 팔에 무리가 되는 일을 삼가세요. 집안일도 무리가 되지 않는 선으로 분배해서 하는 게 좋습니다. 또 체온을 급격히 증가시키는 격한 운동이나 목욕탕, 사우나, 뜨거운 찜질도 피하세요. 꽉 끼는 옷이나 속옷도 착용하지 않는 게 좋습니다. 채혈이나 주사, 혈압을 재는 것도 수술하지 않은 쪽 팔에서 해야 합니다.

림프 부종이 나타나고 있는 것 같다면 줄자로 둘레를 측정해보세요. 가장 간단하게 부종을 측정할 수 있습니다. 팔에 부종이 있는 것 같으면 팔꿈치 아래 10센티미터, 팔꿈치 위 10센티미터, 20센티미터 부분의 둘레를 매일 동일한 시간에 측정하여 기록해두고 비교하세요. **일단 부종이 생겼다면 가급적 빨리 치료를 시작하는 것이 중요합니다.**

림프 부종이 있다면 피부에 상처가 나지 않게 주의해야 해요. 상처가 나거나 관리가 소홀하면 감염으로 이어질 수 있습니다. 매일 아침 피부 상태를 관찰하여 평소와 달라졌는지, 건조해지거나 색의 변화가 있는지 확인하세요. 발생 초기부터 도수 림프 마사지, 붕대 요법 등 재활치료를 적극적으로 받으면 효과가 좋습니다.

[암환자 사례 보기]

경주 님은 60대 여성으로 유방암 2기 환자입니다. 한쪽 유방 전절제 및 림프 곽청술을 받았으며 전이 재발을 방지하기 위해 항암제 치료까지 끝낸 뒤 수술한 쪽 팔에 부종이 생겨 병원에 내원한 케이스입니다.

이전에도 여러 치료를 받아봤는데 일시적인 효과는 있지만 치료를 중단하면 다시 붓기를 반복하고 있었습니다. 심각하게 붓지는 않지만 무거운 느낌과 주변부 통증으로 번지고 있어서 일상생활에 어려움이 지속되고 있었습니다. 림프 부종은 만성으로 진행되는 경우가 많아 잘 관리하는 것이 좋습니다. 환자도 만성화를 우려하고 있던 터라 림프 위주의 치료를 하기로 했습니다.

8주간 주 3회 림프 관리에 숙련된 치료사에게 림프 마사지를 받는 동시에 침 치료를 병행한 결과 부종이 눈으로 보이지 않을 정도로 사라졌고 통증과 무거운 느낌도 모두 사라졌습니다. 치료 횟수를 조금씩 줄여가면서 경과를 관찰했지만 다시 붓지도 않았습니다. 혹시 모를 상황을 대비해 관리 차원에서

1~2주에 한 번 정도 치료를 하며 환자가 직접 관리할 수 있게 마사지법을 교육했습니다.

간혹 공기압 마사지기기를 사서 집에서 하는 분들이 있는데 추천하지 않습니다. 일반적인 공기압 마사지기기와 림프 부종용 기기가 다릅니다. 가정용으로 판매되는 림프 부작용 기기도 있지만 붓기의 정도, 위치에 맞춰 압력 조절이 되지 않습니다. 오히려 역효과가 날 수 있으니 병원에서 '치료'를 받는 게 좋습니다. 림프 부종의 경우 의료용 압박 스타킹을 처방받을 수도 있으니 참고하세요.

림프 부종은 언제까지 주의하면 되는지를 묻는 환자들이 많습니다. 림프 부종은 림프절을 절제해 발생해요. 림프절은 다시 생기지 않습니다. 때문에 한 번 발생하면 치료 과정이 쉽지 않고 삶의 질에도 큰 영향을 줄 수 있는 부작용입니다. 그러니 무심히 넘기지 마시고 적극적으로 치료받고 관리하세요.

정신 부작용
줄이는 법

암성 피로

암성 피로는 몸과 마음이 지친 느낌을 말합니다. 누구나 피곤하지 않냐고 생각하기 쉽지만 **암성 피로는 일반적인 피로와 다릅니다.** 활동을 많이 했느냐 적게 했느냐와 상관없이 일상생활을 하는데 지장을 주거든요. 쉬어도, 잠을 충분히 자도 해소되지 않습니다. 단순히 '피곤하다, 많이 피곤하다' 정도를 넘어서 온몸에 기운이 하나도 없고, 팔다리에 힘이 없고, 기진맥진하다는 표현을 많이 씁니다. 피곤하니 의욕도 생기지 않고 집중도 되지 않는다고 하세요. 심한 경우 우울하고 안절부절하지 못하는 경우도 있습니다. 그러다 보니 단순히 피로에 그치지 않고 기분, 학업이나 직장

생활 등 다양한 측면에 부정적인 영향을 미치는 경우가 적지 않습니다.

암성 피로는 대표적인 항암제 치료 부작용이기도 하지만, 암이라는 질환 자체가 원인이 되기도 합니다. 암이 진행되며 독성 물질들이 정상 세포의 기능을 방해함으로써 직간접적으로 피로를 유발할 수 있습니다. 암이 골수를 침범하는 경우 빈혈을 유발해 피로하기도 합니다. 단시간에 해결하기 어려운 부분이에요.

암 치료 중 발생한 피로는 치료가 종료되면 감소하기 시작해 6개월~1년이 지나면 정상적인 에너지 수준으로 회복합니다. 그러나 환자의 1/3가량은 치료가 끝난 뒤에도 수년간 피로를 호소하며 치료 이전의 수준으로 완전히 회복하지 못합니다.

〈암성 피로 증상〉

- 지친 느낌, 소진된 느낌, 기진맥진, 무기력함
- 온 몸에 기운이 없음
- 집중하기 힘듦
- 팔다리가 무거움
- 어떤 일을 할 의욕이 없음
- 잠을 못 자거나 너무 많이 잠
- 아침에 일어나도 피곤함
- 슬픔, 좌절감, 안절부절 못함

피로감을 느낀다면 우선 휴식을 충분히 취하세요. 평상시의 생활을 유지하되 조금이라도 피로를 느끼면 바로 중단하고 쉬는 게 좋습니다.

[암환자 사례 보기]

민수 님은 70대 남성으로 암 중에서도 매우 드문 포상연부육종 환자입니다. 뼈와 폐로 전이가 진행됐으며 수술로 위험한 위치에 있는 암을 제거한 뒤 고식적 항암제 치료를 하고 있는 중 저희 병원에 내원한 케이스입니다. 민수 님은 심각한 피로감과 메스꺼움, 식욕 부진, 탈모와 심한 설사 등 암으로 인한 증상과 항암제 치료 부작용으로 극심한 고통을 받고 있었습니다. 특히 피로감이 심해 각종 비타민, 실크아미노산, 프로폴리스, 오메가3, 후코이단, 고농도비타민C 등 보조제를 다양하게 복용하고 있었습니다. 보조제도 한 종류가 아니라 유산균만 3종, 녹즙도 여러 종류를 먹고 있었습니다. 시쳇말로 암환자에게 좋다는 건 다 먹고 있는 상태였죠. 그럼에도 불구하고 체력이 점점 더 떨어진다며 불안감을 호소했습니다.

통원 치료를 하며 피로감을 중점적으로 관리하기로 했습니다. 몇 가지 검사를 통해 몸에 부족한 영양분을 파악한 뒤 먹고 있는 영양제 중에서 필요한 것만 남기고 나머지는 중단했습니다. 피로감은 한방약으로 치료했습니다. 동시에 항산화 치료로 항암제 부작용을 줄였더니 컨디션이 좋아지기 시작했습니다. 컨디션이 일정 수준 이상으로 회복되어 항산화 치료를 중단했더니 다시 컨디션이 떨어져 항산화 치료를 지속하고 있습니다. 민수 님은 중간에 암 수술도 한 차례 더 받았지만 메스꺼움, 구토 등 이전에 호소했던 증상이 모두 상당 부분 호전되었으며 컨디션도 점점 더 좋아지고 있습니다.

피로를 줄이는 법

- 일상생활에 쓰이는 에너지를 줄여보세요. 자주 사용하는 물건은 손에 닿는 곳에 두고, 주위 사람의 도움을 받는 것도 좋습니다. 주방일을 할 때도 의자에 앉아서 하면 서서 하는 것보다 에너지를 덜 쓸 수 있어요.

- 해야 할 일의 순서를 정해 우선순위가 높은 것부터 하세요. 하루 동안 나의 에너지 수준 패턴을 떠올려보세요. 아침에 에너지 수준이 높은 사람이 있고 오후에 높은 사람이 있습니다. 에너지 수준이 가장 높은 때를 찾아 그때 집중력과 활동량이 많이 요구되는 일을 하세요. 커피는 피해주세요. 수면에도 방해가 될 뿐더러 몸을 각성시키기보다는 나의 에너지에 맞춰 생활하는 게 좋습니다.

- 충분히 먹고 있는지를 체크해보세요. 식사를 통해 얻는 에너지보다 더 많은 양의 에너지를 필요로 할 때 피로해집니다. 오심이나 구토, 식욕 저하, 구내염, 설사, 통증 등으로 인해 잘 먹

지 못하면 체력이 저하됩니다. 치료를 잘 받으려면 더 많은 에너지가 필요하지만, 치료를 받기 때문에 더 적은 에너지를 섭취하며 피로로 이어집니다. 비타민을 보충해주시고 고단백질 식단을 유지해주세요. 식욕촉진제가 도움이 될 수 있습니다. 필요하다면 의사와 상의해주세요.

- 피로하면 자꾸 눕고 싶어집니다. 활동량이 줄어들면 근육량이 감소해 쉽게 피로를 느끼게 됩니다. 산책과 같은 가벼운 운동을 규칙적으로 하면 도움이 됩니다. 다만 운동을 마친 후에는 충분히 휴식을 취하고, 운동이 일상에 어떤 영향을 주는지를 살펴보세요. 운동을 한 뒤 잠이 더 잘 오는지, 음식을 조금 더 먹게 되는지, 더 피곤한지, 덜 피곤한지, 활력이 생기는지, 불편한 점은 있는지 등을 체크하면서 적당한 운동량이나 방법을 찾아가는 게 좋습니다.

- 몸이 원하는 만큼 충분한 수면을 취하세요. 낮잠도 도움이 됩니다. 하지만 낮잠이 길어지면 밤잠을 방해할 수 있습니다. 30분 이상의 낮잠은 피하시고요. 가능하면 취침과 기상 시간을 일정하게 유지하세요.

- 빈혈이 있으면 피로감이 생길 수 있습니다. 진통제, 수면제, 항

우울제 등 약물이 피로를 유발하기도 해요. 의료적인 처치가 필요한 상황일 수 있으니 피로감이 느껴지면 '암환자인데 피곤한 게 당연하지'라고 생각하지 말고 의사와 상의해주세요.

불면증

불면증은 환자 스스로 수면의 양이나 질에 문제가 있다고 인지하거나, 실제적인 수면의 변화로 인해 낮시간 활동에 지장으로 이어지는 것을 말합니다. 환자들은 "제가 요즘 5시간밖에 못자는데요"라는 식으로 표현하지만 단순히 '몇 시간 이하로 자면 불면증'이라고 말할 수는 없습니다. 사람마다 적정한 수면 시간이 다르거든요.

불면증은 크게 잠이 잘 들지 않는 수면 개시 장애, 중간에 자주 깨는 수면 유지 장애, 아침에 일찍 깨는 이른 각성 장애 등 3가지로 나눌 수 있습니다. 많은 경우 일시적으로 발생했다가 좋아지지만, 1주일에 3회 이상 3개월 이상 지속되는 만성 불면 장애로 진행하는 경우도 적지 않습니다. 불면증이 시작됐는데, 암 치료를 받으며 여러가지 상황에 의해 불면증이 계속 이어지고, 좋지 않은 수면 습관까지 겹치면 만성화되곤 합니다.

특히 암 진단을 받았을 때 충격을 받으며 일시적으로 불면증을 겪는 경우가 흔합니다. 대부분 한 달 이내에 좋아지지만 잠자리에 들 때마다 불안해하고, 자꾸 과거의 안좋은 일을 떠올리는 등 각성시키는 습관이 있으면 오래 갈 수 있습니다. 실제로 환자의 30~50퍼센트 정도가 수면 장애를 호소하는데 이는 일반인에 비해 약 2배가량 높은 정도입니다. 치료를 받은 지 2~5년 후에도 불면증 유병률이 23~44퍼센트 정도로 높게 나타날 정도로 만성화되는 경우도 적지 않아요. 오심이나 구토, 기침, 가래 등 부작용이 있는 경우 자다 깨기를 반복하며 불면증으로 이어지는 경우가 많습니다. 또 잠이 안온다고 더 오래 누워 있거나 억지로 잠들려고 하는 경우에도 불면증이 심해지기도 해요.

불면증이 생기면 힘듭니다. 컨디션이 저하된 상태에서 잠도 잘자지 못하면 몸과 마음의 고통으로 이어지죠. 불면증이 장기적으로 이어지는 경우 면역기능의 저하를 유발한다는 연구 결과도 있습니다.

불면증인 것 같다면 매일 같은 시간에 자고 일어나세요. 낮에 운동이나 활동을 충분히 하고 늦은 시간에 카페인은 피하는 게 당연히 좋습니다. 가끔 피곤해야 잠이 잘 온다고 밤 늦게 운동을 하는 분도 있는데 잠자리에 들기 2시간 전부터는 운동, 식사는 피하세요. 특히 물 등 수분도 안 마시는 게 좋습니다. 자기 직전에 화장실에 다녀오는 건 필수입니다.

간혹 스테로이드 등 특정 약물 복용이 불면증을 유발하기도 합니다. 의사와 상의해 자기 전에는 복용하지 않는 쪽으로 복용 시간을 조정하면 도움이 됩니다. 불면증은 간혹 불안증이나 우울증의 징후일 수도 있어요. 적극적으로 관리해야 합니다.

자려고 누웠는데 15~20분 사이에 잠들지 않으면 일어나서 다른 방으로 이동하고 다시 졸릴 때 침실로 가세요. 잠자리에서 졸릴 때까지 책을 읽거나 유튜브를 본다는 분들이 있는데, 좋지 않은 습관입니다. 잠자리에서는 잠만 자는 게 좋습니다.

우울증

암환자에게는 우울하거나 과민한 기분, 흥미 상실, 무가치감 또는 죄책감, 초조, 집중력 감퇴, 불면 또는 과다 수면 등 우울과 관련된 다양한 증상이 나타날 수 있습니다. 암환자 중 20~30퍼센트는 치료가 필요한 우울증을 겪고 있어요. 일반인의 2~3배에 달하는 정도입니다.

우울증은 치료 여정 전반에 걸쳐 나타날 수 있으나 특히 진단을 받고 1년 이내, 암으로 인해 몸의 변화가 있을 때, 더 이상 치료 방법이 없을 때, 조절되지 않는 통증이 있을 때 생기기 쉽습니다. 단순히 심리적인 충격으로 인한 것은 아니에요. 큰 스트레스를 받으면 우리 몸에서는 도파민, 노르에피네프린, 세로토닌 등 신경전달물질이 덜 분비되며 우울해질 수 있습니다.

우울증 자가진단 테스트

지난 2주일 동안 다음과 같은 일로 얼마나 자주 불편함을 느끼셨습니까?
해당되는 것에 ☑️ 체크하세요.

☐	일을 함에 있어 거의 흥미가 없거나 즐거움이 없다.
☐	기분이 가라앉거나 우울하거나 희망이 없다.
☐	잠들기 어렵거나 수면을 유지하는 데 문제가 있거나 또는 수면량이 너무 많다.
☐	피로감을 느끼거나 기력이 별로 없다.
☐	식욕이 없거나 또는 너무 과식을 한다.
☐	내 자신에 대해 죄책감을 느끼거나, 실패자라고 느끼거나 또는 자신에 대해 실망을 하거나 가족들을 실망시켰다고 생각한다.
☐	일에 집중하기가 어렵다(예. 신문 읽기 또는 텔레비전 시청).
☐	주변 사람들이 알 정도로 움직이거나 말하는 것이 느려졌다. 또는 그 반대다(매우 불안하여 평상시와 다르게 주위를 서성댄다).
☐	죽는 것이 더 낫다고 생각하거나 어떤 방법으로든지 나의 몸에 상처를 낸 적이 있다.

물론 몸무게 변화, 피로, 건망증과 같은 증상들은 암을 치료하는 과정에서 충분히 일어날 수 있습니다. 하지만 이 중 5개 이상의 증상이 거의 매일, 2주 이상 지속되고 일상생활을 하는 데 방해가 될 정도라면 의료진의 도움을 받아야 합니다.[*]

안타까운 건 치료가 필요한 환자들도 '암인데 우울한 게 당연한 게 아니야?' 또는 '암환자가 정신과 치료까지 받는다고 하면……' 하고 생각하면서 문제를 드러내지 않는다는 겁니다. 일상생활이 어려울 정도의 우울을 겪고 있다면 약물치료를 병행하는 것이 효과적일 수 있어요.

나약해서 우울한 게 아닙니다. 누구나 우울증을 겪을 수 있어요. 우울 증상을 관리하면 투병 과정도, 치료 결과도 좋아질 수 있습니다. 가족이나 주위 사람들에게 감정을 솔직하게 나누세요. 보호자라면 환자의 감정이나 느낌을 판단하려 하지 말고 잘 들어주세요. 먼저 묻기보다는 환자가 이야기를 할 때 다정히 들어주세요. 충분히 휴식을 취하고 규칙적으로 신체 활동을 하는 것도 도움이 됩니다. 우울하더라도 음주는 피하세요. 술은 더 우울하게 합니다.

섬망

항암제 치료 중 집중력이나 기억력이 떨어지는 등 인지 기능 장애가 나타날 수 있습니다. 주의력과 의식 수준이 갑자기 저하되면서 인지 기능이 전반적으로 떨어지고 환각이 동반되는 증상이 나타날 때가 있는데요. 이같은 경우를 '섬망'이라고 합니다.

섬망이 발생하면 환자와 의사소통이 어려워지고, 환자의 달라진 모습을 지켜봐야 하니 보호자에게 상당한 심리적 고통을 초래

합니다. 또 섬망은 임종기 등 환자의 상태가 많이 좋지 않을 때 나타나는 증상이라고 알려 있어서 보호자는 두렵고 걱정도 많이 됩니다. 섬망이 임종기에 특히 많이 나타나는 것은 맞지만, 노인이나 암환자에게도 흔히 발생합니다. 진통제나 수면제 같은 약물, 탈수, 전해질 불균형, 감염 등의 이유로도 발생할 수 있어요. 이런 경우에는 임종기와 달리 대부분 일시적으로 나타났다 사라집니다. 통상 진행 암의 30~40퍼센트, 말기 암환자의 70~90퍼센트가 섬망을 겪는다고 알려져 있어요. 항암제 치료 또는 뇌 방사선 치료 이후 급성 또는 만성적으로 발생하며, 뇌 전이가 있는 경우 나타나기도 합니다.

섬망이 나타나면 의식이 흐려지고 주의력이 떨어집니다. **시간이나 공간, 사람에 대한 인지능력이 떨어지며 오늘이 며칠인지, 여기가 어딘지, 함께 있는 사람이 누군지를 못 알아봅니다. 때로는 가족을 못 알아보는 경우도 있기 때문에 치매와 혼동하기도 합니다.** 치매는 수개월에 걸쳐 생기고 증상이 비교적 큰 변동 없이 일정한 반면 섬망은 급격히 발생하고, 원인이 교정되면 수일 내에 호전되는 차이가 있어요. 치매는 회복되지 않지만 섬망은 하루 중에도 증상의 변동이 심합니다. 주로 밤에 심해지고 낮 동안에는 호전되는 양상을 보여요. 또 환청이나 환각과 같은 정신병적 증상을 동반하거나 밤낮이 바뀌어서 낮에는 잠만 자고 밤에 활동하기도 해요. 주

삿바늘 또는 배액관을 뽑거나, 갑자기 침대에서 내려오기도 하니 각별한 관리가 필요합니다.

섬망이 나타나면 보호자는 당황스러울 수 있습니다. 환자는 본인이 섬망 상태인지도 모르고 신체의 고통도 없지만, 보호자는 환자의 낯선 모습에 겁이 나고, 어떻게 대처해야 할지도 몰라 난감해요.

섬망인 것 같다면 의사에게 적극적으로 알리고 상의하세요. 원인을 찾아내 치료를 할 수도 있습니다. 일례로 한 환자 분은 낮에는 별다른 이상이 없었으나 밤에만 서너시간 정도 섬망 증상이 나타났습니다. 병실을 벗어나 계단이나 대기실 등에서 멍하니 앉아 있거나 오늘이 몇 일인지, 여기가 어딘지를 물으면 엉뚱한 답만 했습니다. 이야기를 나누다 갑자기 다른 이야기를 하고, 집중도 하지 못했습니다. 하지만 낮시간에는 모든 질문에 또박또박 답을 하고 대화도 잘 되는 등 너무도 정상적이었습니다. 대학병원에서는 뇌전이를 의심해 검사를 했으나 발견되지 않았다고 했습니다. 섬망 증상이 나타나는 시간을 추적해보니 밤에만 복용하는 마약성 진통제가 있었고, 그 진통제를 복용하면 증상이 반복적으로 나타나고 있었습니다. 다른 진통제로 교체하며 섬망 증상이 사라졌습니다.

일상에서는 환자에게 오늘 날짜와 상황을 자주 알려주세요. 상황을 파악하는 데 도움이 됩니다. 환자 근처에 시계나 달력을 두고, 환자가 확인할 수 있도록 해주면 더 좋습니다. 환자에게 친숙

한 환경을 유지하는 것도 도움이 됩니다. 증상이 나타나는 동안에는 가급적 가족이 간호하면 좋고, 입원 중이라면 환자가 평소에 사용하던 물건을 병실에 두면 도움이 됩니다.

내가 사용하는 항암제는 어떤 약일까?

현재 110여종의 항암제가 항암 효과를 공식적으로 인정받아 널리 사용되고 있습니다. 110여 종은 작용 방식, 효능, 부작용이 각각 다릅니다. 어떤 항암제를 쓸지는 의사가 정하지만, 내가 사용하는 항암제가 무엇인지 알고 그에 맞게 관리할 때 부작용을 줄일 수 있습니다.

- **플루오로우라실 fluorouracil**
  - 상품명: 5-에프유, 5-fluorouracil®
  - 주로 사용되는 암: 결장암, 직장암, 유방암
  - 흔히 발생하는 부작용: 구내염, 설사, 구역 구토, 식욕 부진, 빛에 민감해짐, 금속성 맛, 골수억제(감염 및 출혈 위험성 증가, 빈혈), 약이 투여되는 동안 정맥 부위 색상 변화
  - 나타날 수 있는 부작용: 피부 건조, 손톱 색 변화, 모발 얇아짐,

수족증후군

* 플루오로우라실을 투여하기 10~15분 전부터 입에 얼음을 물고 투여가 시작되고 30분까지 있으면 구내염의 발생을 줄이는 데 도움이 됩니다.

• 도세탁셀 Docetaxel

- 상품명: 탁소텔Taxotere 디탁셀Ditaxel
- 주로 사용되는 암: 유방암, 폐암, 전립선암, 위암, 두경부암, 난소암, 식도암
- 흔히 나타나는 부작용: 백혈구 수 저하(감염 위험성 증가), 적혈구 수 저하(어지러움, 숨참), 빈혈, 수분 저류로 인한 체중 증가, 반복 투여시 심한 피부반응, 손, 발가락의 감각 이상, 구역, 설사, 구내염, 피로감, 손발톱 색의 변화, 탈모
- 나타날 수 있는 부작용: 구토, 관절 통증, 혈소판 수치 저하(출혈 위험성 증가)

• 독소루비신 Doxorubicin

- 상품명: 아드리아마이신피에프에스Adrimycin PFS®
- 주로 사용되는 암: 악성 림프종, 위암, 간암, 직장암, 담낭 및 담관암, 결장암, 췌장암, 급성 골수성 백혈병, 유방암, 난소암, 폐암, 기관지암, 방광암

- 흔히 나타나는 부작용: 심장독성, 탈모, 피부 발진, 색소 침착, 식욕 부진, 설사, 구역감, 구토, 구내염, 골수억제(감염 및 출혈 위험성 증가, 빈혈)
* 독소루비신은 특유의 색 때문에 환자들 사이에 '빨간약'으로 통합니다. 투여 후 하루이틀은 소변이 빨간색일 수 있습니다. 또 심장의 수축 능력을 방해할 수 있어 평생 일정 양까지만 투여할 수 있습니다. 심장 질환은 치료 종료 후 7~8년 후에도 나타날 수 있습니다.
- 독소루비신은 혈관 밖으로 유출되면 주사 부위가 괴사되거나 수포가 생기는 등 조직 손상을 초래할 수 있으니 투여 직후, 또는 투여 중에 투여 부위의 열감, 자극감, 찌르는 듯한 통증이 있거나 붓거나 붉어지면 즉시 의료진에게 알려주세요.

• 리툭시맙 Rituximab
- 상품명: 맙테라Mabthera®, 트룩시마Truxima®
- 주로 사용되는 암: 비호지킨성 림프종, 만성 림프구성 림프종
- 흔히 나타나는 부작용: 오한, 발열
- 나타날 수 있는 부작용: 피로, 오심, 두통, 기침, 콧물, 인후통, 호흡 곤란, 부비동염
* 리툭시맙은 표적항암제로 6시간에 걸쳐 정맥 주사로 투여합니다. 독감과 유사한 형태의 부작용이 나타날 수 있습니다. 옷

을 따뜻하게 입고 물을 많이 마시면 도움이 됩니다.

• **메토트렉세이트 Methotrexate**

- 상품명: 한국유나이티드메토트렉세이트정, 화이자메토트렉세이트주Methotrexate®

- 주로 사용되는 암: 급성백혈병, 유방암, 폐암, 두경부암, 방광암의 고형암, 융모질환(융모암, 파괴포상기태, 포상기태)

- 흔히 나타나는 부작용: 구내염, 식욕 부진, 백혈구 감소증(감염 위험 증가), 혈소판 감소증(출혈 위험 증가), 적혈구 감소증(빈혈 위험 증가)

- 나타날 수 있는 부작용: 신장 독성(고용량 투여 시), 피부 발적(고용량 투여 시), 설사, 오심 구토, 탈모

• **타목시펜 Tamoxifen**

- 상품명: 타모프렉스Tamoplex®

- 주로 사용되는 암: 유방암

- 흔히 나타나는 부작용: 안면 홍조, 질 분비물, 손 팔 다리의 부종, 성욕 상실

- 나타날 수 있는 부작용: 오심, 체중 감소, 감정 변화, 생리불순, 질 출혈, 관절통, 관절염

* 타목시펜은 호르몬성 항암제로 매일 동일한 시각에 물 한 컵

과 함께 경구로 복용합니다. 일반적으로 1일 1~2회, 최대 5년까지 복용할 수 있습니다. 자몽, 자몽 주스가 약효에 영향을 미칠 수 있으니 복용 중에는 섭취를 삼가해주세요. 드물지만 혈전이 생성될 수 있습니다. 갑작스러운 흉통이나 호흡 곤란이 오면 즉시 응급실을 방문하세요. 한쪽 다리가 붓고 붉어지거나 통증이 있고, 열감이 느껴지는 경우에도 혈전으로 인한 증상일 수 있으니 의료진과 상의하세요. 안면 홍조가 나타나면 옷 차림을 가볍게 하세요. 시원하면 증상이 나아지는 데 도움이 됩니다.

• 옥살리플라틴 Oxaliplatin

- 상품명: 엘록사틴Eloxatin®, 플레옥스틴Pleoxtin®
- 주로 사용되는 암: 결장직장암, 위암, 췌장암
- 흔히 나타나는 부작용: 말초신경병증, 구역, 구토, 식욕상실, 구내염, 설사, 피로감, 백혈구 감소증(감염 위험 증가), 혈소판 감소증(출혈 위험 증가), 적혈구 감소증(빈혈 위험 증가)
- 나타날 수 있는 부작용: 변비, 두통, 발열
* 옥살리플라틴을 투여할 때 환자가 추위에 노출되어 있으면 드물게 호흡 곤란, 삼키기 어려움, 흉부 압박감 등 부작용이 나타날 수 있습니다. 이를 방지하기 위해서 약을 투여하는 동안 차가운 음료를 마시거나 얼음 찜질을 하지 마세요. 날씨가

추울 경우에는 이불을 덮어 피부, 입, 코를 감싸는 것이 좋습니다. 따뜻한 물을 빨대로 수시로 마시는 것도 도움이 됩니다.

- **시스플라틴 Cisplatin**
- 상품명: 씨스푸란Cisplan®
- 주로 사용되는 암: 고환암, 방광암, 전립선암, 난소암, 두경부암, 폐암, 식도암, 위암, 자궁경부암
- 흔히 나타나는 부작용: 구역, 구토, 식욕 부진, 신장 독성, 귀울림, 말초신경병증, 백혈구 감소증(감염 위험 증가), 적혈구 감소증(빈혈 위험 증가)
- 나타날 수 있는 부작용: 금속성 맛, 탈모
* 시스플라틴이 혈관 밖으로 유출되면 조직 손상을 초래할 수 있습니다. 투여 중이나 직후에 투여 부위에 열감이나 통증이 느껴지거나 붓거나 붉어지면 바로 의료진에게 알려주세요.

- **빈크리스틴 Vincristine**
- 상품명: 화이자빈크리스틴황산염Vincristine®
- 주로 사용되는 암: 급성백혈병, 림프육종, 세망세포육종, 신경모세포종, 횡문근육종, 윌름즈종양
- 흔히 나타나는 부작용: 탈모
- 나타날 수 있는 부작용: 구역, 구토, 식욕 부진, 말초신경병증,

변비, 백혈구 감소증(감염 위험 증가), 혈소판 감소증(출혈 위험 증가), 적혈구 감소증(빈혈 위험 증가), 구내염, 체중 감소, 복통, 설사, 식욕 부진

* 빈크리스틴이 혈관 밖으로 유출되면 조직 손상을 초래할 수 있습니다. 투여 중이나 직후에 투여 부위에 열감이나 통증이 느껴지거나 붓거나 붉어지면 바로 의료진에게 알려주세요.

• 이리노테칸 Irinotecan

- 상품명: 캠푸토Campto®
- 주로 사용되는 암: 직장암, 결장암, 위암, 소세포폐암, 비소세포폐암
- 흔히 나타나는 부작용: 설사, 구역, 구토, 식욕 부진, 체중 감소, 쇠약감, 발열, 탈모, 백혈구 감소증(감염 위험 증가), 적혈구 감소증(빈혈 위험 증가)
- 나타날 수 있는 부작용: 호흡 곤란, 기침, 구내염, 두통, 불면, 피부 발진
* 이리노테칸은 혈관 밖으로 유출되면 주사부위가 괴사되거나 수포가 생기는 등 조직 손상을 초래할 수 있으니 투여 직후 또는 투여 중에 투여 부위의 열감, 자극감, 찌르는 듯한 통증이 있거나 붓거나 붉어지면 즉시 의료진에게 알려주세요.
  이리노테칸을 투여하고 24시간 안에 설사를 시작하는 경우

콧물 눈물이 증가하고 홍조, 복통 등 증상이 동반될 수 있습니다. 24시간 이후에 설사가 시작되면 일반적으로 치료 후 11일째까지 점점 심해집니다. 이 경우 탈수 위험이 있으니 의료진에게 알려주세요.

• 카보플라틴 Carboplatin
- 상품명: 네오플라틴주Neoplatin®
- 주로 사용되는 암: 난소암, 고환암, 방광암, 식도암, 소세포성 폐암, 자궁경부암, 소아 뇌종양
- 흔히 나타나는 부작용: 구토, 탈모, 쇠약감, 저칼륨혈증, 저마그네슘혈증, 백혈구 감소증(감염 위험 증가), 혈소판 감소증(출혈 위험 증가), 적혈구 감소증(빈혈 위험 증가)
- 나타날 수 있는 부작용: 말초신경병증, 설사, 변비, 구내염, 어지러움, 신장 독성(고용량 투여시), 귀울림

• 카페시타빈 Capecitabine
- 상품명: 젤로다Xeloda®
- 주로 사용되는 암: 결장직장암, 유방암, 위암
- 흔히 나타나는 부작용: 빈혈, 피로감, 설사, 말초신경병증, 구역 구토
- 나타날 수 있는 부작용: 식욕 저하, 변비, 구내염, 발목이나 발

의 부종, 눈 자극감, 호흡 곤란, 기침, 두통, 어지러움, 손발톱 변화
* 카페시타빈은 경구로 복용합니다. 음식과 함께 또는 음식을 먹은 직후 복용합니다. 약을 복용하기 전후 2시간 이내에는 제산제를 복용하지 마세요.

• 티에스원 TS-1

- 상품명: TS-1 (티에스원®)
- 주로 사용하는 암: 위암, 두경부암, 췌장암, 비소세포 폐암
- 흔히 나타나는 부작용: 설사, 구역, 구토, 미각 변화, 구내염, 말초 신경병증,
* 티에스원은 1일 2회 식후에 경구로 복용합니다. 공복보다는 식후에 복용할 때 효과가 더 좋습니다.

• 파클리탁셀 Paclitaxel

- 상품명: 제넥솔$_{Genexol}$®, 제넥솔피엠$_{Genexol\ PM}$®, 파덱솔$_{Padexol}$®
- 주로 사용하는 암: 유방암, 난소암, 폐암, 방광암, 전립선암, 흑색종
- 흔히 나타나는 부작용: 백혈구 감소증(감염 위험 증가), 혈소판 감소증(출혈 위험 증가), 적혈구 감소증(빈혈 위험 증가), 탈모, 관절통, 근육통, 말초신경병증, 구역, 구토, 설사, 구내염

- 나타날 수 있는 부작용: 발, 발목 부종
* 파클리탁셀을 투여하고 10분 이내에 발열, 홍조, 오한, 호흡 곤란, 두드러기가 발생할 수 있으며 투여하고 첫 3시간 동안은 혈압이 감소할 수 있습니다.

- **페메트렉시드 Pemeterexed**
- 상품명: 알림타Alimta®, 페에드에스PemedS®
- 주로 사용되는 암: 비소세포 폐암
- 흔히 나타나는 부작용: 구역, 구토, 변비, 피로감, 식욕 부진, 백혈구 감소증(감염 위험 증가), 혈소판 감소증(출혈 위험 증가), 적혈구 감소증(빈혈 위험 증가), 호흡 곤란, 흉통
- 나타날 수 있는 부작용: 구내염, 말초신경병증, 우울증, 피부 발진
* 페메트렉시드를 투여 받는 환자들은 부작용을 줄이기 위해서 엽산, 비타민 B12 보충제를 미리 복용합니다. 투여 1주 전부터 마지막 투여 후 3주까지 엽산을 매일 복용해야 합니다.

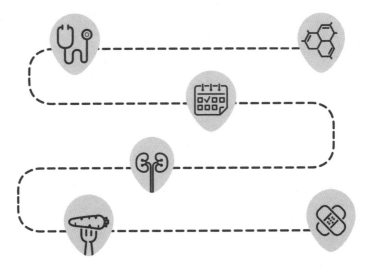

4장

암 치료를
잘 받으려면

-치료 효과 높이기

치료 효과를 높이려면
이렇게 하세요

　환자들에게 '잘 먹고 잘 주무세요'라고 자주 말씀드립니다. 암 치료 중에는 잘 먹고 잘 자는 게 워낙 어렵기 때문이기도 하지만, 잘 먹고 잘 자야 치료 효과도 좋기 때문입니다. 암환자는 기본적으로 체력과 면역력이 저하되어 있습니다. 그 상태에서 부작용이 만만치 않은 치료를 하루이틀도 아니고 장기간 받다 보면 신체적, 정신적으로 부담이 되고 컨디션이 갈수록 더 떨어져요.

　결국에는 치료를 감당할 수 없을 만큼 컨디션이 떨어져 계획된 치료를 다 받지 못하고 중간에 중단하는 상황이 발생합니다. 환자 스스로 치료를 받으며 고통받다가 죽느니 편안히 지내다 가겠다며 치료를 포기하기도 해요. 그러지 않기 위해서는 가급적이면 좋은 컨디션을 유지할 수 있게 관리해야 합니다.

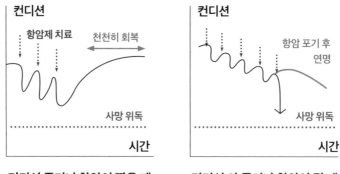

컨디션 좋거나 항암이 짧을 때　　**컨디션 안 좋거나 항암이 길 때**

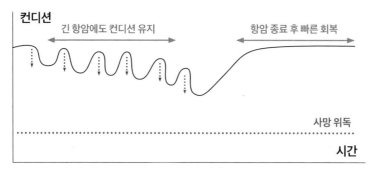

통합 암 치료 병행 시
항암 부작용 감소 및 빠른 회복

컨디션을 관리하려면 건강한 일상을 유지해야 합니다. 잠을 충분히 자고, 스트레스를 관리하며, 신체 활동을 매일 규칙적으로 하고, 생체 리듬에 따라 하루 일과를 조율하는 것이 기본입니다. 그러다 보면 면역력도 조금씩 높아져요.

하지만 **치료가 진행될수록 컨디션과 면역력은 떨어질 수밖에 없습니다.** 일상을 관리하며 컨디션과 면역력을 끌어올린다고 해도 한계가 있어요. **이런 경우에는 표준 치료의 한계를 보완해주는 보조 치료를 활용해주세요**(5장 참고). **치료 효과를 극대화하고 부작용은 줄일 수 있습니다.**

잠은 컨디션을
받쳐주는 초석이에요

암환자들은 음식과 운동에 관심이 많습니다. 음식과 운동이 컨디션을 관리하는 데 중요한 요소인 건 맞아요. 그런데 그보다 먼저 관리해야 할 것은 잠입니다. 음식과 운동이 컨디션의 두 기둥이라면 잠은 컨디션을 받쳐주는 초석 같은 역할을 하기 때문이에요.

잠을 자는 동안 우리 몸은 기능을 회복하고 에너지를 보존하며 멜라토닌, 성장 호르몬 등 각종 호르몬을 분비하고 면역 체계를 재충전합니다. '잠=휴식'이라고 생각하기 쉽지만 휴식 이상인 거죠. 잠을 자는 동안 신체의 모든 부위에서 복구와 청소 작업이 분주하게 이루어져 체내에 쌓인 독소가 제거되고 신체의 각 기능이 조절됩니다. 그래서 잠을 잘 자지 못하면 신체의 항상성이 깨집니다. 우선 피곤해요. 기억력과 집중력이 감소하고 감정 기복도 심해집니다. 일상 전반에 깊이 영향을 미치죠. 그만큼 **잠은 컨디션 관리에서 가장 먼저 살펴야 하는 부분입니다.**

잠이 만성적으로 부족하면 문제는 심각해집니다. 심혈관, 대사, 면역, 생식 계통이 망가지기 시작해 알츠하이머병, 당뇨병, 우울증, 비만, 고혈압, 심혈관 질환이 생길 위험이 높아져요. 더불어 암이 발생할 확률도 높아집니다.

유럽에서 2만 5000명을 대상으로 수면 시간과 암이 생길 위험에 대해 연구를 한 적이 있습니다. 수면 시간이 6시간 이내인 사람이 7시간 이상인 사람보다 암이 생길 위험이 40퍼센트 높았어요. 또 다른 연구들에 따르면 잠을 못 자면 유방암과 간암이 생길 위험이 44퍼센트, 폐암은 34퍼센트, 전립선암은 42퍼센트, 대장암은 76퍼센트 증가했습니다. 연구마다 위험도가 얼만큼 증가했는지는 다르지만 잠이 부족하면 암이 발생할 확률이 높아진다는 결론은 비슷합니다.

잠이 부족하면 면역 기능이 정상적으로 유지되지 못합니다. 하루만 4~5시간을 잔다 하더라도 암세포와 싸우는 면역 세포인 NK세포(자연살상세포)의 기능이 70퍼센트 감소해요. 또 암에 맞서 싸우는 M1-대식 세포는 줄어들고, 암의 성장을 촉진하는 M2-대식 세포는 늘어납니다. 암세포를 선택적으로 죽이는 생체 활성 물질인 종양괴사인자TNF-a와 사이토카인 중 강력한 항암 면역 기능을 가진 IL-12도 잠을 자는 동안 분비됩니다. 즉, 잠이 부족하면 암 발생 위험이 높아질 뿐더러, 발생한 뒤에는 더 빠르고 왕성하게 성장합니다. 전이 및 재발이 될 가능성도 높아지죠. 잠이 만성적으로 부족한 유방암 환자의 경우 수면 시간이 짧을수록 암이 재발할 가능성이 높다고 밝혀지기도 했습니다.

잠은 간접적으로도 악영향을 끼칩니다. 잠이 부족하면 혈액의 엔도카나비노이드라는 신경 화학 물질의 농도가 높아지며 식욕이 자극되고 간식을 먹고 싶은 충동이 커져요. 실제로 수면 시간이 줄어들면 과자와 초콜릿, 감자칩 등 달거나 짠 간식과 빵, 파스타 등 탄수화물 함량이 높은 식품을 먹고 싶은 욕구가 30~40퍼센트 증가한다는 연구 결과도 있습니다.

과자, 빵은 단순 탄수화물(단순당) 함량이 높은 식품입니다. 단순 탄수화물은 쉽게 소화되고 흡수되기 때문에 혈당이 급속히 올라가 인슐린 분비로 이어져 암 성장을 촉진할 수 있습니다. 그래서 환자들에게 단순 탄수화물을 가급적 제한합니다. 그런데 잠이 부족하면 자기 조절 능력도 떨어집니다. 충동은 커지는데 조절 능력은 떨어지니 안 좋다는 걸 알면서도 먹기 쉽습니다.

수면 장애를 극복하는 생활 습관

그런데 안타깝게도 암환자는 잠을 잘 자는 게 쉽지 않습니다. 항암제 치료의 부작용 중 하나로 불면증이 생기기도 하고 암성 통증 등 여러 가지 이유로 수면 장애가 생기기 쉽습니다. 유방암 환자 중 타목시펜을 복용하는 경우 여성 호르몬이 억제되며 밤에 상열감을 느끼는 경우가 많습니다. 이 경우 잠이 들기도 어렵고 잠에 들었다가도 자주 깨곤 해요.

잠의 중요성이 알려지며 잠을 잘 자려고 애쓰는 환자들이 점점 많아지고 있어요. 밤 10시에서 새벽 2시 사이에는 꼭 자서 면역력을 증진시키려고 한다거나 잠을 잘 자지 못하면 전이 재발 위험성이 커진다는데 잠이 잘 오지 않는다며 걱정하는 환자들도 흔히 만납니다. 그런데 역설적으로 이렇게 의식하며 노력할수록 잠을 더 자기 어렵게 되는 경우가 많아요. '10시에는 잠들어야 하는데, 이미 10시가 지났네' 하면서 걱정을 하고 불안해지면 수면 장애가 악화되기 때문입니다.

수면 장애가 심한 경우 수면제를 처방하기도 합니다. 그런데 잠을 오래 자고 싶은 마음에 수면제를 이른 저녁에 일찌감치 복용하는 분들이 적지 않습니다. 수면제는 아침에 일어나는 시간보다 7~8시간 전에 드시는 것이 올바른 복용법입니다. 아침 6시에 일어난다면 전날 밤 10~11시 사이에 복용하는 거죠.

수면제를 복용하면 불면증을 손쉽게 해결할 수 있지만 근본적인 원인을 제거한 것이 아니기 때문에 수면제가 없으면 다시 잠을 자기 어렵게 됩니다. 심리적 의존성이 커져요. 그러니 생활 습관부터 교정하는 것을 권합니다.

암 치료를 받다 보면 아무래도 피곤하고 힘이 들다 보니 자주 눕고 쉬게 됩니다. 낮에 활동이 줄어들면 밤에 잠이 들기 어렵습니다. 밤에 잠을 잘 자는 데 집중하는 것보다는 낮 활동에 집중하세요. 무리가 되지 않는 선에서 산책이나 스트레칭, 가벼운 운동을 하면 밤에 잘 잘 수도 있고 암성 피로를 완화시키는 데도 도움이 됩니다. 가능하다면 매일 아침 30분을 밖에서 보내세요. 산책을 해도 좋고 앉아 있어도 좋습니다. 아침에 밝은 빛을 쐬면 피로를 줄이는 데 도움이 됩니다.

자는 시간을 정하는 경우가 많습니다. 그보다는 아침에 일어나는 시간을 정하세요. 다소 피곤하더라도 같은 시간에 일어나 활동을 시작하는 게 도움이 됩니다. 안대나 귀마개도 이용해보세요. 의외로 효과적이라는 분들이 적지 않습니다.

잠이 오지 않을 때는 복식호흡을 해보세요. 코로 숨을 들이마시면서 배가 올라가는 것을 느끼며 몇 초간 숨을 멈춘 다음 입을 통해 천천히 숨을 내쉬세요. 이 과정을 반복하면 몸이 이완되며 마음이 편안해지고 잠을 유도할 수 있습니다. 중증도 이상의 불면증에는 침 치료도 효과적입니다.

스트레스 관리는
지금부터가 시작입니다

환자들이 흔히 하는 질문 중 하나는 '제가 스트레스를 많이 받아서 암에 걸렸나요?'입니다. 스트레스가 암의 발병과 관계가 있는지에 대해 많은 연구가 이루어졌고, 지금도 이루어지고 있습니다. 영향을 준다는 보고도 있고 직접 연관된다는 증거는 없다는 보고도 있습니다. 아직 명확히 규명되지 않은 것이죠. 단적으로 세계보건기구 산하의 국제암연구소IARC는 암을 유발하는 요인들을 규명해 발표하고 있는데요. 스트레스는 발암 요인에 올라 있지 않습니다. 그렇다고 스트레스가 발암 요인이 아니라고 오해하지는 마세요. 명확히 밝혀지지 않았다는 뜻입니다.

이 이야기를 먼저 한 이유는 두 가지입니다. 첫 번째는 스트레스 때문에 암이 생겼다고 생각하면서 '스트레스 관리만 잘했어도'라고 스스로를 책망하거나, '그 일 때문에 스트레스만 받지 않았어도' 하고 상황이나 남 탓을 하는 환자들이 많기 때문입니다. 명확히 밝혀지지 않았을 뿐더러 이런 태도는 치료에 도움도 되지 않습니다.

두 번째는 스트레스가 발암 요인인지는 밝혀지지 않았지만 **스트레스가 암세포의 성장을 돕는다는 것은 다양한 연구를 통해 밝혀졌기 때문입니다.** 암 진단을 받으면 누구나 스트레스를 받습니다. 평소에 겪던 보통의 스트레스와는 달라요. 암환자가 겪는 정신적 어려움과 심리적 고통은 일상적인 스트레스와 다르다고 해서 '암성 디스트레스distress'라고 통칭하기도 합니다.

개인마다 스트레스를 겪는 정도도 다르고 암종이나 진행 단계, 연령, 성별, 투병 경과에 따라서도 다르게 나타납니다. 통상 나이가 어릴수록, 미혼이거나 별거 혹은 이혼한 경우, 21세 미만의 자녀를 둔 경우, 경제적 어려움이 있는 경우, 여성 등이 암성 디스트레스를 경험할 위험이 높다고 알려져 있습니다. 또 치료 부작용이 많거나 예후가 좋지 않은 경우, 기능 손상이 나타난 경우, 통증이나 피로가 있는 경우에도 마찬가지고요.

암종이나 치료 시기에 따라서도 다른데요. 한 연구에 따르면 암 중에서도 폐암 환자들이 암성 디스트레스를 겪는 경우가 가장 많았고 부인암이 가장 적었습니다. 유방암 환자는 암 진단시 암성 디스트레스가 가장 높으며 이후 치료 과정 및 종결까지 지속적으로

암 완치 로드맵

경험합니다. 수술 후 첫 2년간 암성 디스트레스를 경험한다고도 보고되고 있습니다.

많은 환자들이 암 진단을 받은 후로 하루도 마음이 편한 적이 없다고 말합니다. 의사로부터 완치 판정을 받은 암 생존자들도 내 몸 어딘가에 암세포가 남아 있을지도 모른다는 걱정을 늘 하고 있다고 합니다. 어딘가 조금만 아파도, 속이 더부룩하거나 설사를 해도 '혹시 암이 재발된 건 아닐까? 전이된 건 아닐까?' 조마조마해진다고 해요. 암환자들의 이러한 심리를 칼이 머리 위에서 언제 떨어질지 모르는 '다모클레스의 칼'에 비유하기도 합니다.

한마디로 암환자는 만성적으로 암성 디스트레스를 경험할 확률이 높습니다. 문제는 만성적인 스트레스는 HPA(시상하부-뇌하수체-부신)축을 지속적으로 자극하고 면역을 약화시켜 암세포의 성장에 영향을 미친다는 것입니다. 또 스트레스를 받으면 분비되는 호르몬 중 노르에피네프린은 암세포를 자극한다고 알려져 있습니다. 암세포가 노르에피네프린에 의해 자극을 받으면 신생 혈관 생성 및 전이가 촉진됩니다. 또 동물을 대상으로 한 실험이지만, **만성적인 스트레스는 T세포와 NK세포의 활성을 억제시켜 종양 발생 및 진행을 악화시키는 것으로 드러났습니다.**

또 암성 디스트레스가 높으면 건강한 생활 습관을 유지하는 것도 쉽지 않습니다. 스트레스를 받으면 잠도 잘 오지 않고 술이나 담배의 유혹도 커집니다. 암성 디스트레스를 받는 상태에서는 통증에 대한 역치가 낮아져 통증을 더 많이 호소하기도 해요. 식욕 부진, 오심 구토 등 증상이 호전되지 않거나 악화됩니다.

암환자 스트레스 관리법

암이 발생한 이상 스트레스를 적극적으로 관리해야 합니다. 스트레스를 안 받을 수는 없습니다. 보통의 일상에서도 스트레스가 가득한데 암 치료를 받는 중에는 스트레스를 더 많이, 더 자주 받는 게 자연스럽습니다. 그때마다 숨기거나 외면하지 마시고 표현해보세요. 보호자나 가족은 환자가 두려움이나 걱정을 드러낼 수 있게 도와줄 필요가 있습니다.

어떤 스트레스를 받고 있는지를 알아야 스트레스로 인한 두려움이나 걱정에 매몰된 결정을 내리지 않을 수 있습니다. 해결책도 찾아볼 수 있어요. 사실 스트레스 자체가 문제를 일으키지는 않습니다. 스트레스에 대한 반응이 문제로 이어집니다. 스트레스를 관리하는 첫걸음은 스트레스를 그대로 표현하고 나누는 것입니다.

적지 않은 환자들이 가족에게 걱정을 끼치고 싶지 않은 마음에 두려움을 솔직하게 털어놓지 못합니다. 가족와 이야기를 나눌 수 있으면 더 좋지만 꼭 가족이 아니어도 괜찮습니다. 마음을 터놓을 누군가가 있다면 스트레스뿐 아니라 전체 치료 과정에 큰 도움이 됩니다. 오랫동안 외롭거나 사회적으로 단절되어 있는 사람은 하루 15개피의 담배를 피는 경우와 비슷하거나 그보다 높은 비율로 질병이 발생한다는 연구가 있어요. 더 나아가 외로워서 스트레스를 받으면 암 억제 유전자에 영향을 미쳐 암세포의 증식을 유도한다는 연구도 있습니다.

반대로 환자에게 가족이나 친구, 지인 등 강력한 사회적 지지가 있으면 암세포를 활성화시키는 호르몬 수치가 낮았다는 결과도 있어요. 그러니 비슷한 과정을 거치고 있는 '투병 친구'들을 만들어 보세요. 병원에 있으면 환자들이 모여서 두려움과 걱정을 공유할 때 기분을 전환하고 활기를 되찾는 것을 자주 목격합니다. 실제로 만나는 것이 어렵다면 온라인에서 환우 커뮤니티를 찾아 활동하는 것도 방법입니다. 궁금한 게 있으면 환우 커뮤니티에 묻는 환자분들이 많아요. 궁금한 건 의사에게 묻고 외로울 때 커뮤니티를 찾길 추천합니다.

명상도 효과적입니다. 명상의 의학적 효과는 여러 연구를 통해 입증되었습니다. MD앤더슨 등 해외 유수의 암센터들도 암 치료의 보조적 요법으로 명상을 도입했으며 우리나라도 대형 병원과 암에 특화된 요양 병원 및 한방 병원을 중심으로 명상 프로그램을 제공하고 있습니다. 암환자에 특화한 스트레스클리닉을 운영하는 병원도 있으니 필요한 경우 전문적인 도움도 받아보세요.

생체 리듬을 회복하면
항암 효과가 커져요

"이른 아침에 일어나 식사를 하고 활동을 하다가 점심에 밥을 먹고 또 오후 활동을 하다 저녁 식사 후 휴식을 취하다 잠을 잡니다." 너무도 익숙한 장면이지요. 여기서 조금만 들여다보면 아침에 일어나는 시간, 식사를 하는 시간, 자는 시간은 대체로 일정하다는 걸 알 수 있습니다.

모든 살아 있는 유기체는 매일 반복되는 낮과 밤의 주기적 변화 속에서 살고 있습니다. 인간은 24시간의 주기로 일상의 리듬을 반복하죠. 이를 '일주기 생체 리듬circadian rhythm'이라고 합니다. 수면과 각성, 호르몬 분비, 세포 재생, 혈당과 혈압, 체온 조절에 이르기까지 거의 모든 생리, 대사, 행동이 일주기적으로 조절되며, 이 조절은 우리 몸 안의 생체 시계가 담당합니다. 2017년 노벨생리의학상이 생체 시계가 어떻게 작동하는지를 밝혀낸 세 명의 미국 과학자에게 수여된 것을 계기로 생체 리듬이 건강에 미치는 영향력에 대한 논의가 더욱 활발히 이루어지고 있어요.

해외여행을 갔을 때 시차 때문에 힘들었던 적을 떠올려보세요. 몇 일만 시차가 어긋나도 컨디션이 흔들리는데, 장기간 지속된다면 건강에 악영향을 미치겠지요. **다양한 연구들에 따르면 생체 리듬과 어긋나는 생활이 이어지는 경우 불면증부터 편두통, 당뇨병, 비만, 심혈관 질환, 그리고 암까지, 다양한 질병이 발생할 확률이 높아집니다.**

생체 리듬이 건강에 미치는 영향을 알아보기 위한 연구의 상당수는 교대 근무자를 대상으로 합니다. 낮과 밤이 바뀌고, 일상이 불규칙한 대표적인 경우니까요. 연구 결과를 종합하면 교대 근무자는 그렇지 않은 사람에 비해 위장 질환, 비만, 당뇨, 심혈관 질환으로 고생할 확률이 더 큽니다. 암이 발생할 위험도 크게 높았어요. 15년 이상 교대근무를 한 간호사는 폐암 발생 위험이 일반인에 비해 1.25배 높았으며, 30년 이상 야간 교대근무를 한 여성은 유방암 발병 위험이 1.36배, 자궁내막암 위험은 1.47배 높다는 연구 결과들이 있습니다. 2007년에 국제암연구기구IARC는 교대근무를 2A급 발암 물질로 규정했을 정도입니다.

흔히 낮에 일하고 밤에 잠을 자면 교대 근무라고 생각하지 않지만 교대 근무의 범위는 생각보다 넓어요. 유럽에서는 밤 10시부터 새벽 5시 사이에 3시간 이상 깨어 있는 날이 연간 50일 이상인 사람을 교대 근무자로 분류합니다. 이 분류에 따르면 직업적으로 교대 근무를 하는 사람들은 물론이고 늦은 시간까지 공부를 하는 학생, 아기를 돌보느라 밤잠을 설치는 부모, 야근이 잦은 직장인 등 대다수의 현대인들이 포함되죠. 현대사회는 해가 저물면 어둑해지던 과거와 달리 조명 기술이 발전하여 밤에도 낮처럼 밝은 환경을 만들 수 있고, 커피나 에너지 드링크 등 카페인이 함유된 음식을 쉽게 구할 수 있어 생체 리듬을 거스르는 생활을 하기 쉽습니다. 때문에 생체 리듬 교란에 기인하는 각종 2차 질환이 급증하고 있어요.

생체 리듬은 생물학적 기능을 최적화합니다. 우리 몸은 워낙 다양한 기능이 필요하기 때문에 모든 기능을 한 번에 수행할 수 없습니다. 각기 특정한 시간에 작용을 하죠. 예를 들면 이른 아침이면 수면 호르몬인 멜라토닌 분비가 멈추고 혈압이 서서히 높아지며 심부체온이 0.5도 정도 올라갑니다. 일어날 준비를 하는 거죠. 눈을 뜨면 스트레스 호르몬인 코르티솔이 더 많이 생성되어 아침 일과를 서둘러 수행하도록 돕습니다. 췌장에서는 아침식사를 처리하기 위해 인슐린을 분비할 준비를 마치고요.

항암제 치료를 특정 시간에 받으면 치료 부작용이 적고 효과가 높다는 보고들도 있습니다. 독소루비신과 시스플라틴을 투여받는 말기 난소암 환자들에게 두 약물을 다른 시간에 투여한 연구가 있습니다. 아침에는 독소루비신, 저녁에 시스플라틴을 투여받은 환자는 항암제 치료 부작용이 덜한 반면 아침에 시스플라틴, 저녁에 독소루비신을 투여받은 환자는 부작용이 더 심했습니다. 결장암 환자들에게 미니 펌프로 옥살리플라틴을 매시간 소량으로 서서히 투여하고 오후 4시에 다량으로 투여했더니 이전에는 약물에 반응하지 않던 환자들이 반응을 보이기 시작했다는 연구도 있습니다. 이 외에도 유사 연구들에서 비슷한 결론이 나오며 생체 리듬을 이용해 치료 효과를 최적화하는 시간 치료 요법chronotherapy이 제시되기도 했습니다.

대장암 환자를 대상으로 진행된 연구에서 항암제 치료 중 자고 일어나는 시간을 잘 지킨 경우 잘 지키지 못한 경우보다 더 오래 사는 등 예후가 좋았다는 보고도 있습니다.

치료 중 생체 리듬 회복하는 방법

암뿐 아니라 다른 질병들도 생체 리듬을 회복하면 치료를 가속화하여 건강을 회복할 수 있다는 연구들도 상당수 보고되고 있습니다. 문제는 생체 리듬과 조화롭게 사는 것도, 생체 리듬을 회복하는 것도 쉬운 일이 아니라는 것입니다. 특히 암 자체로 인한 통증과 치료 부작용에 시달리는 환자들이 생체 리듬을 회복하는 것은 더욱 쉽지 않습니다. 하지만 조금씩 변화를 쌓아간다고 생각하며 노력하는 태도는 중요합니다.

쉬운 것부터 시작하세요. 우선 조명부터 점검해보세요. 푸른빛을 띤 조명은 휴식에 필수적인 멜라토닌의 생성을 방해합니다. 밤 시간대에 컴퓨터나 휴대전화에 블루라이트 차단 기능을 설정해보세요. 푸른색 화면이 노란색으로 조정되면 조금이나마 도움이 됩니다.

야외 활동을 많이 하세요. 특히 아침 햇살 아래에서 움직이면 좋습니다. 아침 햇살을 받으면 시차증과 수면 부족에서 회복하는 데 도움이 되고 우울감도 완화됩니다. 스트레스 호르몬인 코르테솔 분비를 촉진해 염증 수치도 낮아지죠.

해가 뜨기 30분~2시간 전부터 해가 뜨고 20분~2시간 후까지의 실외 햇빛 조도는 800~1000룩스 정도로 편안함을 느끼기에 이상적인 조도입니다. 가능하다면 실외에서 직접 햇빛을 받는 것을 추천하지만, 어렵다면 창문 옆 등 햇살이 들이쬐는 곳에 머물러보세요.

병원에 입원하면 조명으로 인해 수면에 방해를 받아 생체 리듬이 흔들릴 수 있습니다. 안대와 귀마개를 활용하세요. 중환자실에서 안대와 귀마개를 사용한 경우 잠도 잘 자고 섬망도 예방되었다는 연구 결과가 있습니다. 생체 리듬이 어긋나지 않으면 조직 재생과 회복이 빠르고 염증이 감소하며 신체가 받는 스트레스도 적습니다.

암 완치 로드맵

신체 활동을 꾸준히 이어가세요

과거에는 암을 치료하는 동안에는 무리하지 말고 가급적 휴식을 취하라고 했습니다. 그런데 요즘은 다릅니다. 연구 결과들에 따르면 휴식은 오히려 암 치료의 부작용과 암성 피로, 통증, 신경병증 등 증상을 악화시켰습니다. 반대로 신체 활동은 약물보다 암성 피로에 더 효과적이라고 밝혀졌어요. 미국암협회는 암환자들에게 1주일에 150분의 신체 활동을 하도록 권장하고 있습니다.

신체 활동 및 운동이 암과 어떤 연관이 있는지에 대해서는 다양한 연구가 진행됐고, 여전히 진행 중에 있습니다. 아직까지 정확한 기전은 밝혀지지 않았지만 규칙적인 신체 활동은 신체 내의 지방, 근육, 수분, 골격의 비율을 변화시키고 염증 진행을 중재하며 면역력을 증진하는 것으로 알려져 있어요.

미국 국립암연구소의 메타 분석에 따르면 신체 활동이 활발한 사람은 신체 활동이 가장 적은 그룹의 사람보다 결장암이 생길 위험이 24퍼센트 낮았습니다. 또 신체 활동이 활발한 여성은 자궁경부암 발병 위험은 20퍼센트, 유방암 발병 위험은 12퍼센트 감소했습니다. 유방암 발병 위험이 낮아진 것은 특히 폐경기 이후 여성에게 더욱 분명하게 나타났습니다. 모든 암이 해당하진 않지만, 적어도 특정 암의 경우 신체 활동이 예방 효과를 보였습니다.

연구진들은 암 치료 전, 치료 중 그리고 치료가 끝난 뒤 신체 활동이 환자에게 어떤 영향을 미치는지도 살펴보고 있어요. 한 연구에 따르면 항암제 치료, 방사선 치료를 받는 동안 운동을 한 환자는 피로감, 불면증, 신경통, 오심 증상이 줄었으며 식욕은 좋아지는 등 전반적인 삶의 질이 개선됐습니다. 또 다른 연구에서는 유방암, 결장암, 전립선암 환자들이 신체 활동을 활발히 했을 때 암으로 인한 사망률이 1/3 이상 감소했고요. 가장 많이 운동을 한 환자 그룹은 가장 적게 운동을 한 그룹에 비해 재발률이 낮았습니다. 신체 활동을 하면 종양 성장을 돕는 유전자의 활동은 줄어들고 종양 예방을 촉진하는 유전자는 활발하게 활동합니다. 종양은 저산소 환경에서 잘 자라는데 운동을 하면 조직에 산소가 공급되어 종양 성장을 억제합니다.

그런데 환자들을 보면 암 진단을 받은 뒤 신체 활동을 줄이는 경우가 많습니다. 물론 통증과 피로로 인해 이전처럼 활동할 수는 없

암 완치 로드맵

신체 활동 관련 개념도[*]

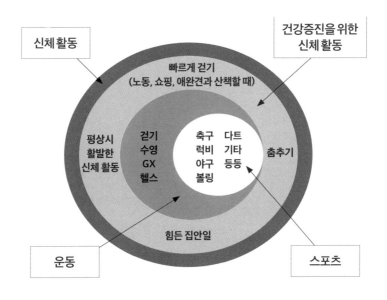

겠지만, 전반적인 의욕이 저하되고 투병 중이니 쉬어야 한다는 생각이 크기 때문입니다. 운동이 도움이 된다는 이야기는 자주 듣는데 운동을 할 엄두는 나지 않는다며 몸이 나아진 뒤에 하시겠다는 분들도 적지 않습니다. 반대로 치료를 잘 받으려면 체력이 좋아야 한다며 운동을 과하게 하시는 분들도 드물지만 계십니다. 이런 경우 신체 활동과 운동을 구분해드립니다.

신체 활동은 신체의 모든 움직임입니다. 걷기, 집안일, 스트레칭 등 에너지를 소비하는 모든 활동을 뜻해요. 운동은 신체 활동의 한 종류로서 계획적으로 구조화된 반복적 움직임을 말합니다. TV를 시청하는 것처럼 앉아서 아무 것도 하지 않을 때나 수면을 1MET(Metabolic Equivalent Task, 대사당량, 체중 1kg당 1분 동안 사용하는 산소 소비량 mL)라고 한다면 집청소·요가·스트레칭(2.5MET), 걷기(시속 3km, 3MET) 등은 가벼운 신체 활동에 해당합니다. 실내 자전거 타기(3MET), 속보(4MET), 조깅(5MET) 등은 중등도 활동에 속하고, 테니스(6.5MET), 축구·수영(7MET), 사이클(8MET), 달리기(10MET) 등은 고강도 활동이나 심한 운동에 해당해요.

치료에 도움이 된다고 무리해서 운동을 할 필요는 없습니다. 특히 항암제 투여 후 36시간 동안은 심한 활동은 금지입니다. 함암제 치료 중에는 항암제에 따라 운동 능력을 방해하거나 심장 독성이나 폐 독성을 유발하는 경우도 있어 운동을 하면 안전에 영향을 받을 수도 있어요. 구토 증상이 있을 때는 탈수나 전해질 불균형을 가져올 수 있으니 일상에서의 활동을 줄이는 게 낫습니다. 열이 나거나 감염이 되었을 때, 영양 불량, 뼈 전이가 된 상태에서도 운동은 득이 아닌 독이 됩니다. 또 암환자는 진단을 받기 전 운동 능력과 치료를 받는 중 운동 능력은 달라요. 예전만큼의 운동을 하려고 하면 부상으로 이어질 수 있습니다. 전문가와 상의 하에 지금 내 몸에 맞는 운동을 하는 게 좋습니다. 운동을 한 다음날 피곤해서 움직일 수 없다면, 운동이 과도했던 겁니다.

운동은 강도보다 지속성이 중요합니다. 매일 지치지 않고 꾸준히 할 수 있는 만큼의 운동을 이어가세요.

연구에 따르면 중등도 활동을 한 유방암 환자는 재발율이 50퍼센트 줄었습니다. 앞서 미국암협회는 암환자들에게 1주일에 150분의 신체 활동을 권장한다고 했는데요. 어림잡아 하루 30분입니다. 30분을 한 번에 다 하지 않아도 됩니다. 자주, 가볍게, 의식적으로 더 많이 움직이고, 의식적으로 덜 앉아 있으려고 해보세요. 우선 하루에 몇 걸음을 걷는지를 체크해보세요. 요즘은 걸음 추적 프로그램이 설치되어 있는 휴대전화가 많습니다. 없다면 만보계를 활용하는 것도 좋습니다. 꼭 1만 보를 걷지 않아도 됩니다. 오늘 걸은 것보다 내일은 더 많이 걸어보세요. 엘리베이터 대신 계단을 오르고, 대중교통을 이용한다면 한 정거장 먼저 내려 걷는 등 일상에서 조금씩 활동을 늘리는 것을 추천합니다. 운동은 꾸준히 실천해 습관이 되는 것이 가장 좋습니다.

면역력을 높이는 것
자체가 치료입니다

우리는 외부의 다양한 자극 안에 살고 있습니다. 자극들로부터 나를 지키기 위해 우리 몸의 여러 기관과 세포, 물질 등은 유기적으로 공조해 면역 시스템을 이루고 있지요. 면역 시스템은 바이러스, 세균 등 이물질의 침투를 막고 체내 세포를 건강하게 유지하며 신체의 기능 저하와 세포 조직의 노화를 막아줍니다.

면역 세포의 수가 충분히 많고 제 기능을 잘하면, 즉 면역력이 강하면 잘 아프지 않고 스트레스에도 잘 대처합니다. 반대로 면역력이 약하면 피로가 계속되고 음식을 먹으면 복통이 생기고 배탈, 설사도 잦아요. 몸 여기저기에 염증이 생겨 입 안이 헐거나 입 주위에 물집이 자주 생깁니다. 상처의 회복도 더딥니다. 크고 작은 질환들도 끊이지 않아요. 감염성 질환은 물론 치매, 심혈관 질환,

뇌질환 등 중증 질환이 발생할 위험도 큽니다. 암이 발생할 확률도 높지요.

암이 생겼다는 건 면역력이 약하다는 뜻이기도 합니다. NK세포(자연살해세포, natural killer cell), T-임파구(세포독성임파구), 헬퍼 T-cell, 대식세포, LAK세포 등 면역 세포수가 적고 활성도가 낮을 때 면역력이 약해집니다. 암환자, 특히 유방암, 전립선암, 대장암 환자의 NK세포 활성도는 일반인에 비해 유의미하게 낮다는 사실이 연구로 밝혀지기도 했습니다. NK세포 활성도가 낮다는 것은 이미 암이 발생해 NK세포 활성을 저하시키는 물질이 분비되고 있거나, 암세포가 자랄 확률이 높아졌다는 신호로 해석할 수 있어요.

암세포의 증식과 전이를 억제할 수 있어요

면역력은 암 치료에 있어서 두 가지 의미에서 중요합니다.

첫째, 면역력이 떨어지면 항암제 치료를 받을 수 없습니다. 항암제는 암세포뿐 아니라 정상 세포에도 영향을 미치기 때문입니다. 정상 세포에는 면역력을 책임지는 백혈구가 포함되어 있습니다. 항암제를 투여하면 백혈구가 감소하고, 시간이 지나며 회복을 하죠. 백혈구 수치가 낮을 때는 약간의 바이러스나 세균의 침입도 막을 수 없어 감염으로 이어지기 쉽습니다. 평소라면 가볍게 이겨냈을 감기도 폐렴이나 패혈증 등 치명적인 질병으로 발전할 수도 있어요.

또 부작용으로 인해 영양 섭취가 불량하고 잠도 제대로 자지 못하면 면역력은 더 떨어지죠. 면역력이 떨어지면 부작용이 더 심하게 나타나고, 영양 섭취는 더 불량해지고 잠은 더 못 자게 되는 악순환이 시작됩니다. 치료 효과가 떨어지고 심각한 경우 치료를 중단해야 하는 일까지 발생할 수 있어요. 그래서 암 치료를 계획대로, 끝까지 잘 받으려면 면역력을 관리해야 합니다.

[암환자 사례 보기]

숙자 님은 50대 여성으로 대장암 환자입니다. 수술 후 항암제 치료를 진행하던 중 컨디션 저하로 치료를 중단하게 되어 병원에 내원한 케이스입니다.

항암제 치료를 시작할 때만 해도 컨디션이 그다지 나쁘지 않았는데 회기가 거듭될수록 컨디션이 떨어졌고, 총 6회기 중 4회기를 마쳤을 때는 컨디션이 극도로 저하되었다는 것을 환자 본인도 느꼈으며 병원에서도 항암제 치료를 미루자고 한 상황이었습니다. 이야기를 나눈 뒤 입원해 남은 항암제 치료 2회기를 끝까지 마치는 것을 목표로 컨디션을 관리하기로 했습니다.

항암제 치료의 효과를 높이기 위해 고주파 온열 암 치료를 진행하며 싸이모신 알파1, 미슬토 치료를 통해 면역력을 향상시켰습니다. 검사를 통해 환자의 몸에 부족한 영양소를 파악한 뒤 비타민D, 단백질, 셀레늄 등을 보충하는 치료도 진행했습니다. 컨디션이 어느 정도 회복된 뒤 항암제 치료를 다시 시작했으며 고열과 몸살, 불면, 손발저림 등 부작용을 통합 암 치료로 적극적으로 관리해 컨디션을 유지했습니다.

부작용으로 인한 고통이 줄어드니 환자의 컨디션도 수월하게 유지되었고, 항암제 치료도 무사히 완주할 수 있었습니다. 숙자 님은 현재 몸에 암이 남지 않은 상태로 추적 관찰을 하며 계속 내원하여 면역력 보강 치료를 받고 있습니다.

둘째, 면역력을 높이는 것 자체가 보조 치료 역할을 합니다. 암 환자가 아니어도 누구나 암세포를 조금씩 가지고 있습니다. 암세포 뿐 아니라 암세포를 공격하는 면역 세포도 가지고 있어 암에 걸리지 않는 것 뿐이죠. 면역 세포가 제 기능을 다하지 못하거나, 암세포가 면역 세포의 공격을 피해 증식하면 암으로 발전합니다. 면역력을 증진하고 활성화하면 암세포의 증식과 전이를 억제할 수 있습니다.

이번 장에서 다룬 대로 생체 리듬에 따라 하루 일과를 규칙적으로 하고, 잠을 충분히 자고, 신체 활동을 매일 규칙적으로 하며, 스트레스를 관리하는 것, 그리고 6장에서 다룰 균형 잡힌 영양 섭취가 모두 면역력을 관리할 때 우선적으로 지켜야 할 수칙들입니다. 물론 암환자에게는 이 중 뭐 하나라도 쉬운 게 없어요. 하지만 조금이라도 시도하는 것과 하지 않는 것은 전혀 다른 결과를 가져올 수 있다는 걸 기억하세요. 암은 하루이틀 앓고 지나가는 병이 아니니까요. 좋은 시도가 쌓이면 변화로 이어질 수 있습니다.

건강 기능 제품을 복용하는 것도 고려해보세요. 대표적으로 비타민D를 보충하면 도움이 됩니다. 면역 세포는 대부분 비타민D 수용체를 가지고 있거든요. 비타민D를 꾸준히 복용하면 디펜신과 카텔리시딘 등 항균성 펩타이드의 생산을 촉진해 면역력을 증진합니다. 암환자가 아니더라도 우리나라 국민 중 비타민D가 충분한 경우(30ng/mL 이상)는 매우 드뭅니다. 암환자를 대상으로 한 연구를 메타분석한 결과 비타민D 혈중 농도가 낮았던 일부 환자들의 경우 예후가 좋지 않았어요.

아연이 결핍되어 있다면 보충하세요. 최근 연구 결과에 따르면 아연은 T세포를 생성하는 면역 기관인 흉선의 재생을 촉진합니다. 이 말은 아연이 부족하면 흉선의 재생이 더뎌지고 면역력이 저하된다는 뜻입니다. 아연은 체내에서 생성되지 않기 때문에 음식으로 섭취해야 해요. 영양 결핍인 경우 아연도 부족할 확률이 큽니다. 암 치료를 받으며 영양을 충분히 섭취하지 못하는 환자들도 아연이 부족할 확률이 크죠. 과잉 섭취할 경우 부작용이 생길 수 있으니 결핍되어 있는 경우에만 보충해주세요.

과학적으로 효과가 입증된 보조 치료를 받는 것도 효과적입니다. 다수의 연구에서 미슬토, 싸이모신 알파1 등을 이용해 면역력을 높일 수 있다는 사실이 밝혀졌습니다.

미슬토는 나무에 기생하는 식물로 우리말로는 겨우살이라고 불립니다. 미슬토에는 면역력을 증진시키는 다양한 유효 성분이 함유되어 있어요. 비스코톡신과 렉틴은 면역 세포의 활성을 향상시키고 면역 세포 수를 늘립니다. 올리고당 및 다당류는 NK세포의 활성화를 돕고, 소포는 다른 면역 세포들을 활성화시키고 지휘하는 역할인 헬퍼 T세포의 증식을 유도해 면역력을 끌어올립니다. 미슬토는 주사로 투여하기 때문에 '미슬토 주사'로 알려져 있어요.

싸이모신 알파1은 흉선에 존재하는 면역 조절 펩타이드로 인체 내에 자연적으로 존재하는 가장 강한 면역 물질입니다. T임파구의 발달을 도와 세포독성 T임파구, NK세포, 보조 T 임파구 등 면역 세포를 증가시키며 면역 조절 세포인자인 IL-2, IFN-α, IFN-γ의 분비를 증가시켜요. 싸이모신 알파1을 성분으로 한 주사제인 '자닥신', '헤리', '이뮤알파', '싸이원주'를 투여하면 우리 몸이 자연적으로 가지고 있는 면역력이 회복 및 증진됩니다.

보조 치료를
적극 활용하세요

암 치료는 3대 표준 치료 중 한 가지를 단독으로 실시하기도 하지만, 많은 경우 두 가지 이상을 복합적으로 시행합니다. 가령 항문암은 초기 단계일 경우에는 수술을 하고, 더 진행된 경우에는 항암제 치료와 방사선 치료를 병용해요. 방사선 치료만 단독으로 시행했을 때보다 방사선 치료를 하며 항암제 5-FU(플루오로우라실)와 마이토마이신C를 투여할 때 생존율이 더 높았기 때문입니다. 이처럼 현대 의학에서는 3대 표준 치료 안에서 최대의 효과를 끌어내고 있고, 더 큰 효과를 내는 방법을 찾고 있어요. 이 말은 앞서 이야기했다시피 완벽한 치료가 아직 없으며, 치료 효과를 높이기 위해 다양한 방법들을 찾고 있다는 뜻입니다. 호르몬 치료, 면역 치료, 유전차 치료 등 새로운 치료법이 개발되는 이유이기도 해요.

표준 치료를 보완해요

보조 치료의 첫 번째 역할은 표준 치료의 부작용을 줄이고, 효과를 극대화하는 것입니다. 즉 표준 치료를 보완합니다.

고주파 온열 암 치료가 대표적입니다. 고주파 온열 암 치료는 암세포에 42~43도의 열을 가해 생체 대사율을 높이고 산소의 공급을 막아 항암제 치료와 방사선 치료의 효과를 높이는 보조 치료입니다. 고주파 온열 암 치료는 혈액암을 제외한 다양한 고형암 치료에 적용되고 있으며 특히 난소암, 유방암, 폐암, 췌장암, 대장암의 치료 효과를 높인다고 밝혀졌습니다.

암 치료 중 비타민C, 셀레늄, 글루타치온 등 항산화제를 투여하는 보조 치료도 효과적입니다.

항암제, 방사선 치료 중 비타민C를 고용량으로 투여하면 부작용을 막아주며 효과는 증가합니다. 특히 항암제 중 시클로포스파미드, 빈블라스틴, 5-FU, 시스플라틴, 탁솔의 효과를 증가시키며 유방암의 경우 독소루비신에 반응이 없는 경우 고용량 비타민C 주사를 병용했더니 저항성이 감소했다는 보고가 있습니다. 방사선 치료를 받는 동안 고용량 비타민C 주사를 병용한 경우 재발률이 감소했다는 연구도 있습니다.

셀레늄은 강력한 항산화제로 산화 스트레스로 인한 DNA 손상을 예방하고 항암제, 방사선의 영향으로 정상 세포가 돌연변이를 일으키는 것을 억제합니다. 암세포 보호막을 제거해 치료 효과를 증대시켜요. 간 절제 수술을 받은 환자에게 셀레늄을 투여했을 때 간 기능이 빠르게 회복하고 산화 스트레스로 인한 기능 부전도 예방됐다고 보고되었습니다.

체내 환경을 개선시킵니다

암은 외부에서 침입한 바이러스가 아닙니다. 우리 몸의 정상 세포에 변이가 무수히 축적돼 나쁜 암세포로 변한 겁니다. 암세포로의 돌연변이를 유발하는 원인은 유전적 소인, 술, 담배, 짜게 먹는 습관, 햄, 소시지와 같은 가공식품, 탄 음식 등 발암 물질에 노출되는 것 등이 주로 거론됩니다. 모두 건강에 좋지 않은 물질들이에요. 암이 발생했다는 건 그만큼 건강에 좋지 않은 습관, 물질에 노출되어 건강이 나빠졌다는 뜻이기도 합니다. 암세포를 사멸시키지 못할 만큼 체내 환경이 망가진 것이죠.

표준 치료는 암을 최대한 제거하는 것을 목적으로 합니다. 하지만 암을 모두 제거한다고 해도 암이 자라는 체내 환경이 개선되지 않는다면 암은 같은 자리에, 또 다른 자리에 다시 자랄 수 있습니다. 전이나 재발이 되고 이차암이 발생해요. 때문에 보다 확실히 암을 박멸하고 건강한 몸 상태로 회복하기 위한 보조 치료가 필요합니다. 큰 범주에서는 싸이모신 알파1, 미슬토 요법 등으로 면역력을 증진하고 몸에 부족한 각종 비타민, 미네랄, 항산화제를 보충하는 것도 체내 환경을 개선하기 위한 치료 중 일부입니다. 잘 자고 좋은 음식을 먹고 꾸준히 운동하는 것 등 생활 습관을 관리하는 것도 같은 맥락입니다.

체내 환경을 개선하지 않고 암만 제거하는 것도, 반대로 암을 그대로 두고 체내 환경만 개선하는 것도 반쪽짜리 치료입니다. 애석하게도 표준 치료는 암을 제거하는 데에만 집중하고 있습니다. 또암을 최대한 많이 제거하기 위해 정상 세포에도 손상을 입혀 체내환경을 같이 파괴해요. 보조 치료를 병행해 체내 환경을 회복하고개선해야 하는 이유입니다.

이 외에도 3대 표준 치료의 효과를 높이고, 부작용을 줄이며, 내성을 조절하는 다양한 보조 치료가 있습니다. 자세한 설명은 5장에서 이어가겠습니다.

5장

통합 암 치료의 모든 것

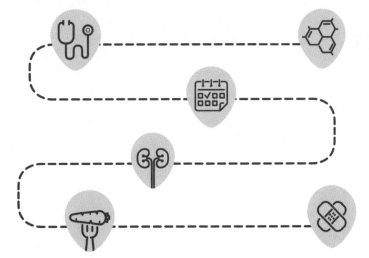

통합 암 치료가
왜 필요할까요?

현대 의학에서는 암이 진단되면 일차적으로 수술로 암세포를 최대한 제거합니다. 재발 확률이 높거나 미세암이 있을 가능성이 있다면 항암제, 방사선 치료를 시행해 암세포를 추가적으로 제거해요. 즉, 암 치료의 목표는 최대한 암을 제거하는 것입니다. **문제는 최대한 암을 제거하려다 보니 암세포뿐 아니라 몸도 상한다는 것입니다.** 모든 약은 기본적으로 독毒입니다. 특히 항암 치료에 쓰이는 항암제는 제2차 세계 대전 당시 유태인을 학살하기 위한 독가스를 연구하던 과정에서 처음 탄생했습니다. 적정량을 사용하면 암을 죽이지만 과하면 사람을 죽일 수도 있어요. 의사들은 적정량을 찾기 위해 애썼고, 항암제 치료를 초기에 받은 환자들은 치료 독성 때문에 많은 고생을 했어요. 이후 치료 독성이 적은 항암제,

부작용을 완화시키는 약들이 개발되었지만 여전히 많은 환자들이 부작용으로 고통받고 있는 것도 사실입니다. 때문에 일부 환자들은 치료받으며 고통받다가 죽느니 받지 않겠다며 치료를 거부합니다. SNS에서 '병원에서는 가망없다고 했는데 ○○○ 먹고 10년째 건강하게 살고 있어요'라는 등 근거 없는 경험담에 현혹되어 민간 요법을 선택하는 분들도 있어요. 안타까운 일입니다. 완벽한 치료를 찾으려다 최악의 선택을 하는 것이니까요.

분명 표준 치료에는 한계가 있습니다. 하지만 현재로서는 최선의 치료인 것도 사실입니다. **통합 암 치료는 그래서 필요합니다. 표준 치료의 한계를 보완해 치료 효과를 최대로 끌어내고, 환자의 삶의 질을 높입니다.**

표준 치료를 돕고 전이 재발을 억제해요

통합 암 치료는 크게 두 축으로 진행합니다. 우선 표준 치료의 효과를 최대한 끌어올립니다. **표준 치료가 암세포를 가급적 많이 제거하는 데 목적을 둔다면, 통합 암 치료는 환자의 컨디션에 집중합니다. 체력을 관리해 최상의 컨디션에서 치료를 받을 수 있도록 하고, 치료를 받은 뒤에는 빠른 회복을 돕습니다.** 암은 수술 후 재발을 방지하기 위해 항암제 치료나 방사선 치료를 병행하는 등 복합적으로 치료를 시행하는 경우가 많습니다. 한 번에 치료가 끝나지 않지요. 환자의 컨디션이 어느 수준까지 회복되지 않으면 이후 치료를 진행할 수 없습니다. 치료를 진행한다 해도 컨디션이 좋지 않은 경우 부작용이 심하게 나타날 가능성도 높습니다. 또 항암제 치료의 경우 정상 세포와 암세포에 모두 손상을 줍니다. 정상 세포가 충분히 회복하지 못하면 환자는 갈수록 지치고 항암제를 스케줄에 맞춰 투여하지 못하니 치료 효과도 충분히 나지 못합니다. 통합암 치료는 치료 부작용을 경감시키고 정상 세포를 빠르게 회복시키기 위해 과학적으로 입증된 보조 치료들을 시행합니다.

두 번째는 전이 재발 억제입니다. 암환자 10명 중 7명은 완치 판정을 받는 시대입니다. 그런데 이 완치는 암이 완전히 사라졌다는 의미와는 다릅니다. 임상적으로 암의 증거가 없는 상태No evidence of disease, NED로 5년이 지나면 완치되었다고 간주합니다. 비슷하게 들릴지 모르지만 분명 다릅니다. 암은 CT, MRI 등 영상 검사에서 1세제곱센티미터 정도의 크기가 되어야 놓치지 않고 진단이 가능합니다. 이 말은 1세제곱센티미터 이하의 암은 검사를 통해서도 잡아내기 어렵다는 겁니다. 미세한 암세포나 종양이 우리 몸에 있어도 검사에서는 발견하지 못하니 '암의 증거가 없다'고 판정하는 것이죠. 완치가 아닙니다. 그런데 1세제곱센티미터의 암에는 10억 개의 암세포가 존재합니다. 전이는 암으로 진단되기 훨씬 전인 2밀리미터부터 가능성이 있습니다.

표준 치료에서는 수술, 방사선 치료 후에 미세잔존암을 제거하기 위해 항암제 치료를 추가로 실시합니다. 하지만 미세암은 말 그대로 미세암이라 실체가 명확하지 않습니다. 미세암에 맞는 항암제를 쓰는 것이 쉽지 않아요. 추가적으로 항암제 치료를 하면 재발률이 1/3 수준으로 낮아지지만 재발을 완전히 막지는 못합니다. 그럼에도 불구하고 표준 치료를 받은 환자들은 완치 판정을 받은 뒤에 경과를 관찰하면서 주기적으로 추적 검사만 받고 있습니다. 전이 재발이 발견되면 다시 치료를 시작하지요. 하지만 일단 암 전이가 이뤄지면 치료 방법도 제한적이며 예후도 매우 불량합니다. 암환자의 90퍼센트 이상이 전이로 인해 사망합니다. 암 생존자 200만 명 시대에 추적 관찰로는 부족한 겁니다.

암세포는 혈관을 통해 이동합니다. 혈관 내에 1만 개의 암세포가 들어가면 두세 개만이 혈관의 내피 세포, 기저막을 뚫고 성공적으로 정착해요. 대부분은 면역 세포에 의해 파괴되기 때문입니다. 암환자는 면역이 저하된 상태에서 치료를 받기 시작하며, 치료를 받으며 면역은 더 저하됩니다. **통합 암 치료는 다양한 보조 치료를 통해 면역 세포 활성도를 높여 체내 면역 기능을 향상시킵니다.**

미국국립암연구소에 따르면 암으로 사망한 환자 중 55퍼센트는 식욕 부진, 치료에 따른 부작용, 스트레스로 인한 우울증 등이 원인이었습니다. 암은 재발과 전이가 빈번하기 때문에 국소 질환보다는 전신 질환이라고 보는 것이 합리적입니다. 생활 습관과 연관된 만성 질환이므로 통합적인 관리가 필요합니다.

최근 환자들의 요구도 달라지고 있습니다. 과거에는 암이 생긴 뒤에 고통을 참아가며 '암부터 빨리 없애자'는 생각으로 치료했다면 국민소득이 증가함에 따라 치료 과정에서 발생하는 신체적, 정신적 증상까지 적극적으로 관리하고자 합니다. 지금 당장 암을 떼어내고 줄이는 것도 중요하지만 치료에 따르는 고통과 부작용, 치료가 끝난 후 삶의 질까지 같이 고민해요. 그래서 대부분의 환자들이 현대 의학 치료를 받으며 한 가지 이상의 다른 치료를 병행하고 있습니다. 종합병원에서 표준 치료를 받으며 암에 특화된 전문 병원 및 한방 병원에서 보조 치료를 받는 것입니다.

전세계적으로도 통합 암 치료가 주목받으며 다양한 연구가 진행되고 있으며 현대 의학과 더불어 한의학, 영양 의학, 약초 의학, 심신 의학, 수기 의학, 건강과 질병에서의 영적 관리, 환경 의학 치료를 병행하는 의료 기관도 급증하고 있습니다. 미국 MD앤더슨 암센터, 메모리얼 슬로언 케터링 암센터, 일본 메이요클리닉 등 세계 유수의 암센터들이 대표적입니다.

통합 암 치료는 현대 의학의 범위를 뛰어넘는 다양한 치료와 요법을 포함합니다. 현대 의학을 부정하지 않으며 다양한 치료와 요법을 무분별하게 수용하지도 않아요. **환자의 웰빙** well-being **을 중심에 두고 과학적으로 철저히 검증된 치료만을 시행합니다.**

통합 암 치료는
다양한 효과가 있어요

통합 암 치료는 과학적으로 검증된 다양한 치료를 적용합니다. 크게는 열을 이용한 온열 치료, 면역 기능을 증진시키는 면역 치료, 항산화제를 활용한 항산화 치료, 신체의 기능을 회복하기 위한 재활 치료, 한방 치료 등이 활용되고 있습니다.

통합 암 치료의 종류

온열 치료	고주파 온열 암 치료
면역 치료	싸이모신 알파1, 미슬토, 이뮨셀
항산화 치료	고농도 비타민C, 글루타치온, 셀레늄, 티옥트산, 레트릴
재활 치료	림프 마사지
한방 치료	공진단, 옻칠 제제, 유황 제제, 산삼 제제, 항암단

고주파 온열 암 치료

열이 가해지면 정상 세포는 혈관을 확장해 혈류량을 증가시켜 열을 방출합니다. 반면 암세포는 혈관을 잘 확장하지 못하고, 세포 내 혈관도 적어요. 열이 방출되지 못하니 암세포 내부에 축적되어 세포 손상으로 이어지죠. **즉 암세포는 정상 세포보다 열에 약합니다. 고주파 온열 암 치료는 이 같은 특성을 이용해 암세포를 서서히 파괴하는 치료법입니다.**

열을 이용한 치료는 기원전 3000년부터 시작됐습니다. 유방암을 열을 이용해 치료했다는 기록이 남아 있어요. 1800년대 후반에는 독일에서 특정 세균 감염에 의해서 생긴 고열이 암의 진행을 막고 괴사시켰다는 보고와 미국에서 종양 조직에 연쇄상구균을 주입했더니 고열이 나며 종양이 없어졌다는 보고 등이 있었습니다. 열이 암에 미치는 영향이 밝혀졌지만 그동안은 암세포에만 열을 전달할 수 있는 방법이 없어서 활용되지 못했어요. 그러다 온열 암 치료기기가 개발되면서 관심을 받기 시작했습니다. 현재는 미국, 독일, 영국, 일본 등 세계 각국에서 고주파 온열 암 치료를 활용하고 있으며 우리나라에서도 대학병원과 암에 특화된 요양 병원 및 한방 병원 중심으로 확산되고 있습니다. 건강보험 요양급여 비용 비보험 수가에도 등재되었습니다.

고주파 온열 암 치료는 정상 세포와 암세포의 열에 대한 감수성 차이를 이용합니다. 앞서 말씀드린 것처럼 암세포는 정상 세포보다 열에 약해요. 정상 세포는 44도를 넘어야 혈액 순환에 문제가 생겨 세포 내 구조가 바뀌고 단백질의 변성이 일어나지만, 암세포는 38.5~42도 사이에서 이 과정이 시작됩니다. 열이 지속적으로 가해지면 암세포 내부에 부종과 작은 혈전 등이 생겨 혈류량은 더욱 감소하고 신생혈관생성도 차단되어 암세포의 생존이 억제됩니다. 또 암세포가 고온을 낮추는 데 모든 에너지를 쓰다가 스스로 괴사합니다.

고주파 온열 암 치료는 고주파를 이용해 암세포에만 열을 가하고 정상 세포에는 손상을 주지 않습니다. 대부분의 경우 외부에서 열을 가하면 피부 온도부터 상승시켜 화상으로 이어지는 반면 고주파는 화상의 위험이 없이 심부열을 올리는 거의 유일한 방법입니다. 다른 전류 형태와 달리 감각 신경과 운동 신경을 자극하지 않아 부작용도 거의 없습니다. 또 세밀하게 온도를 조절할 수 있어 환자의 상태에 맞춰 진행할 수도 있습니다.

고주파 온열 암 치료는 방사선, 항암제 치료의 효과를 극대화시킵니다. 방사선 치료는 암세포에 산소가 부족하고 pH가 낮으면 치료 효과가 떨어져요. 온열 암 치료를 병행하면 암세포 내에 혈류량이 증가하고 산소 포화도가 상승해 방사선 치료의 효과도 높아집니다. 유방암의 경우 방사선 치료만 한 경우 42.3퍼센트가 완전 관해가 된 반면 온열 암 치료를 병행한 경우 66.1퍼센트가 완전 관해되었다는 연구가 있습니다. 또 다른 연구들을 종합하면 방사선 치료만 시행한 경우보다 온열 암 치료를 병행한 경우 치료 반응과 효과 모두가 높았습니다.

온열 암 치료를 하면 암세포막의 활동성이 늘어나 세포 밖에 있는 물질을 더 적극적으로 받아들입니다. 때문에 항암제 치료와 병행하면 항암제도 더 많이 받아들여서 치료 효과가 높아집니다. 한 연구에 따르면 비소세포암환자에게 항암제 치료와 온열 암 치료를 병행한 결과 47.5퍼센트에서 효과가 있는 것으로 나타났습니다. 온열 암 치료는 정상 세포에는 영향을 미치지 않기 때문에 부작용이 더 커지지도 않았습니다.

암 치료를 할 때 방사선과 항암제 치료를 병행하는 경우도 있어요. 이 경우에도 온열 암 치료를 병행하면 치료 효과가 커진다고 여러 연구에서 밝혀졌습니다.

이 외에도 고주파 온열 암 치료는 직접적인 항암 효과도 가지고 있습니다. 열을 가해 암세포를 괴사시키고, 암세포가 스스로 파괴되도록 유도하며, 암세포의 증식을 억제합니다. 또 면역계를 자극해 NK세포의 활성을 증가시키며 통증을 감소시키는 효과도 있습니다.

고주파 온열 암 치료

치료대상	대부분의 고형암
치료기간	주 2~3회, 1회당 1시간 소요
주요효과	직접적 항암 효과, 방사선 치료와 항암제 치료의 효과 상승

싸이모신 알파1(자닥신)

우리 몸에는 흉선이라는 림프 면역 기관이 있습니다. 양쪽 폐 사이, 가슴뼈 뒤쪽에 위치하며 T세포를 성숙시켜 배출하는 데 관여합니다. 흉선 안에는 다양한 면역물질들이 있는데요. 그 중 '싸이모신 알파1'은 가장 강력한 면역 조절 작용을 합니다. 건강한 사람의 혈액 중에도 아주 극미량(1~2ng/ml) 존재합니다. **면역이 저하되어 있는 암환자에게 싸이모신 알파1을 투여하면 환자의 체력에 부담을 주지 않으면서 면역력을 가장 손쉽게 끌어올릴 수 있습니다.**

싸이모신 알파1의 장점은 대표적인 암공격 세포인 세포 독성 T세포와 NK세포를 활성화시켜 직접적으로 암세포를 파괴하는 작용을 한다는 것입니다. 돌연변이된 암조직에 작용해 암세포의 복제를 저해하고 성장을 억제하며 면역조절 세포인자인 IL-2, IFN-α, IFN-ɤ의 분비를 증가시켜 면역 기능 회복을 돕습니다. 항

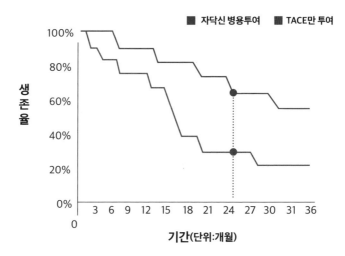

간암 환자에게 자닥신을 간동맥화학색전술TACE과 병용 투여 시 24개월 생존율
(75%)이 TACE만 투여한 그룹(30%)에 비해 2배 이상 높게 나타남. 36개월 생존율
역시 자닥신 병용 투여 시 생존율(55%)이 TACE만 투여한 그룹에 비해 2배 이상 높
았음.*

암제 치료 후 면역력이 저하됐을 때 특히 효과가 있는 것으로 보고
되었습니다. 체내에 존재하는 물질을 투여하는 것이기 때문에 임
상적으로 보고된 특별한 부작용이 거의 없습니다. 효과만 누릴 수
있는 강력한 치료입니다.

암환자들 사이에서 유명한 자닥신, 헤리, 이뮤알파, 싸이원주 등
이 싸이모신 알파1을 주성분으로 한 주사제입니다. 통상 주 2~3회
투여하며 엉덩이 주사처럼 피하 또는 근육에 맞습니다. 싸이모신

알파1을 맞은 뒤 간혹 주사 부위가 따끔하거나 경미한 체온 상승, 나른한 경우가 있으나 일시적인 면역 반응이니 안심하셔도 됩니다.

미슬토

미슬토는 나무에 기생하는 다년생 식물로 우리말로는 겨우살이라고 합니다. 미슬토가 면역 반응을 정상화시키고 면역체계를 활성화시킨다는 사실이 일찍이 알려지며 1920년 독일에서 암 치료로 활용되기 시작했습니다. 이후 영국, 스위스, 오스트리아 등 유럽 지역을 중심으로 발전되었어요.

미슬토에는 미슬토렉틴, 비스코톡신, 베지클, 다당류 등 다양한 유효 성분이 함유되어 있습니다. 그중 미슬토렉틴 등은 인터루킨(IL-1, IL-2, IL-6), 인터페론IFN-γ, 종양괴사인자TNF-α등의 싸이토카인 분비를 촉진해 면역 세포의 활동을 조절하고, 암세포의 사멸을 유도합니다. 비스코톡신은 암세포의 괴사를 일으켜요. **미슬토렉틴과 비스코톡신은 암의 성장을 억제하고 파괴합니다.** 또 올리고당 및 다당류 성분은 NK세포의 활성을 향상시키고, 소포체는 헬퍼 T세포의 증식을 유도해 면역력을 끌어올립니다.

미슬토는 압축 제조해 유효 성분을 고농도로 함유한 약물을 피하에 주사합니다. 압노바, 이스카도 등이 가장 많이 사용되고 있는 주사제입니다. 미슬토 주사는 종양의 치료, 종양 수술 후 재발의 예방, 골수 기능을 자극하며 베타 엔도르핀의 분비를 촉진해 통증이 감소하고 삶의 질이 개선되는 효과가 있습니다. 면역에만 관여하기 때문에 정상 세포를 손상시키지 않고 부작용도 거의 나타나지 않아요. 치료 초기에는 주사 부위에 염증 반응이 나타날 수 있습니다. 붓거나 가렵고 발적이 생겼을 경우에는 냉찜질, 단단한 멍울이 생기면 온찜질로 풀어주면 사라집니다.

미슬토 주사는 암의 진행 상태에 관계없이 언제든 시작할 수 있습니다. 환자의 상태와 재발 가능성에 따라 치료 기간은 다양하지만 일반적으로 주 2~3회 투여합니다. 초기 단계에서는 1~2년, 중기는 2~3년, 전이 재발의 가능성이 높은 환자는 지속적으로 투여합니다.

이뮨셀

이뮨셀Immuncell-LC은 환자 본인의 면역 세포를 이용한 치료입니다. 환자의 혈액을 채취해 그 안에서 미성숙한 T세포를 추출해요. 그리고 약 2주간의 배양 과정을 통해 활성도를 극대화한 뒤 다시 환자의 몸에 정맥 주사로 투여합니다. 환자의 몸에 들어간 T세포는 스스로 암세포를 찾아 제거합니다.

이뮨셀은 모든 고형암에서 직접적으로 암을 치료해요. 항암제 치료, 방사선 치료와 병행하거나 재발을 방지하기 위해 시행합니다. 2007년 식품의약품안전청으로부터 간세포암 제거술을 받고 종양제거가 확인된 환자에게서 보조요법으로 사용되도록 허가를 받았습니다.

환자 입장에서는 채혈을 하고, 정맥 주사로 투여받으면 되니 간단한 치료입니다. 본인의 혈액을 이용하기 때문에 부작용도 거의 없어요. 소화불량, 피로, 오한 등 증상이 하루이틀 나타날 수 있으니 정맥 주사를 맞은 당일은 찬바람을 쐬거나 찬물, 찬음식, 찬물 샤워를 피하는 게 좋습니다. 다만 비용적인 부담은 있습니다. 통상 6회 투여를 권장하는데 1회 비용이 약 500만 원 정도입니다.

고농도 비타민C

암환자는 건강한 사람에 비해 비타민C 농도가 낮습니다. 수술이나 항암제 치료, 방사선 치료를 받을수록 농도는 더 낮아져요. 그런데 비타민C는 다양한 기전으로 항암 효과를 냅니다. 첫 번째로 강력한 항산화 작용으로 활성 산소를 제거해요. 두 번째로는 비타민C의 혈중 농도가 상승하면 과산화수소가 대량 발생해 암세포의 DNA와 미토콘드리아가 손상됩니다. 과산화수소의 작용을 막는 효소의 형성도 억제해 암세포의 괴사를 간접적으로 유발하죠. 세번째로 비타민C는 콜라겐 합성을 촉진해 암세포가 정상 세포 사이로 침범하는 것을 막습니다. 마지막으로 NK세포의 활성을 증강해 암세포의 사멸을 유도합니다.

비타민C는 1940~50년부터 암 치료에 사용되어 왔습니다. 이후 항암 작용이 입증되며 본격적으로 발전하다가 1985년 말기 암환자에게 효과가 없었다는 연구가 발표되며 의미 없는 치료로 간주되었습니다. 하지만 1994년 비타민C를 주사로 투여했을 때 항암 효과가 나타난다는 연구가 발표되며 이전 연구를 반박했습니다. 당시에는 비타민C를 경구로 투여했기 때문에 혈중 농도가 충분히 올라가지 못해 효과가 없었다는 것이었습니다. 이후 다양한 연구에서 고농도 비타민C를 주사로 투여했을 때의 항암 효과가 밝혀졌습니다.

비타민C의 혈중 농도가 400mg/dl 이상일 때 암세포 파괴 효과를 기대할 수 있습니다. 따라서 고농도 비타민C 치료는 몸무게 1킬로그램당 비타민C 1.5그램 이상을, 주2회, 정맥 주사로 투여해 혈중 농도를 유지합니다.

일각에서는 비타민C의 항산화 작용이 오히려 항암제, 방사선 치료의 효과를 낮춘다는 견해가 있지만 반대로 치료 효과를 증대시킨다는 다수의 연구도 있습니다. 이외에도 고농도 비타민C 치료에 대해서는 다양한 연구가 진행 중인데요. 유방암 환자를 대상으로 방사선 치료와 병행했을 때 재발율이 감소했으며, 난소암 환자에게 항암제 치료와 병행했더니 부작용이 줄고 암 진행을 억제하는 기간이 길어졌다는 보고가 있습니다.

비타민D

뼈 건강을 책임진다고 알려진 비타민D의 효능들이 밝혀지고 있습니다. 그중 하나가 암세포의 성장을 억제하고, 세포 분화를 촉진해 미성숙 상태의 세포가 암세포가 되는 것을 막으며 늙고 병든 세포가 저절로 죽도록 세포자살을 유도하고, 신생혈관 형성을 억제해 전이를 막는 등의 항암 효과입니다.

다양한 연구를 통해 혈중 비타민D 농도를 일정량(50ng/ml)이상 유지하면 대부분 암의 50퍼센트가 예방 가능하다고 밝혀졌습니다. 대장암의 경우 혈중 농도가 30ng/ml 이상이면 50퍼센트, 유방암은 42ng/ml 이상일 때 30퍼센트, 52ng/ml 이상일 때 50퍼센트의 예방 효과가 있었습니다. 반대로 20ng/ml 이하이면 대장암, 전립선암, 유방암에 걸릴 확률이 30퍼센트 높아졌습니다. 그런데 우리나라 국민의 평균 비타민D 농도는 16.1ng/ml입니다. 전국민의 80~90퍼센트가 비타민D 결핍이라고 알려져 있어요. 기력저하, 통증과 피로 등으로 야외 활동이 줄어 햇볕을 쬘 기회가 더 적은 암환자는 비타민D가 부족할 수밖에 없습니다.

비타민D가 항암 효과를 발휘하려면 혈중 농도가 적어도 50~60ng/ml를 유지해야 합니다. 혈액 검사로 비타민D 수치를 확인한 뒤 이보다 부족하면 주사제로 보충합니다. 콜리칼시페롤(100,000IU)을 근육주사로 처방하면 혈중 비타민D 농도가 평균

20ng/ml 상승하고 효과가 약 3개월간 유지됩니다.

셀레늄

셀레늄은 여러 가지 세포 기능에서 중요한 역할을 하는 필수 미량 원소입니다. 1996년 셀레늄 영양제를 매일 200밀리그램씩 장기 복용한 사람은 그렇지 않은 사람에 비해 암사망률이 50퍼센트 이상, 암발생률은 37퍼센트 낮아졌다는 연구가 발표되며 셀레늄에 대한 관심이 높아졌어요. 이후 전립선암 환자를 대상으로 진행한 연구에서 혈중 셀레늄 농도가 가장 높은 환자가 가장 낮은 환자에 비해 암세포가 다른 부위로 전이될 위험이 30퍼센트 줄었다는 등 항암 효과가 밝혀지며 미국을 중심으로 크고 작은 연구가 진행되고 있습니다.

셀레늄은 크게 세 가지 기전으로 항암 효과를 발휘합니다. 우선 강력한 항산화 작용입니다. 항산화 효소를 생성해 DNA 손상을 예방해요. 활성산소로부터 세포막을 보호해줍니다. 또 셀레늄은 세포의 성장 주기를 조절하고 성장을 멈추게 할 수도 있어 암세포의 사멸을 유도합니다. DNA 합성을 감소시켜 암세포의 증식을 억제해요. 마지막으로 정상 세포의 DNA 복구 과정에 관여하는 p53 유전자를 활성화시켜 항암제, 방사선 치료로 인해 손상된 정상 세포의 회복을 돕고 돌연변이로 변이하는 것을 억제합니다. 암환자의 림프 부종과 염증 발생도 줄여준다고 알려져 있어요.

셀레늄이 항암 효과를 내려면 혈중 셀레늄 농도를 120ng/ml 정도로 유지하는 것이 적당합니다. 하지만 암환자의 평균 셀레늄 농도는 건강한 사람에 비해 25~30퍼센트 낮으며 암환자의 80퍼센트는 셀레늄 결핍으로 보고되고 있습니다. 셀레늄 결핍은 외부에서 공급해주지 않으면 개선되지 않아요.

음식이나 주사, 영양제로 보충할 필요성이 있습니다. 음식으로 보충할 수 있는 셀레늄은 유기 형태, 주사나 영양제로 보충하는 셀레늄은 무기 형태입니다. 유기 셀레늄은 무기 셀레늄으로 분해된 뒤에 효과를 내는데 이 과정이 느리고 무기 셀레늄으로 바뀌는 비율도 높지 않기 때문에 비효율적입니다. 무기 셀레늄을 정맥 주사로 직접 투여하며, 환자의 상태에 따라 영양제를 추가로 복용하는 것이 가장 바람직합니다.

단, 셀레늄은 과다하면 독이 되니 주의해야 합니다. '셀레노시스'라는 중독 증상이 나타날 수 있어요. 무기 셀레늄은 유기 셀레늄보다는 폐와 신장을 통해 빠르게 배출되니 덜 걱정해도 되지만 의사의 지시에 따라 사용하는 게 안전합니다.

글루타치온

글루타치온은 글루타민산, 시스테인, 글라이신이라는 3개의 아미노산으로 이루어진 항산화제입니다. 글루타치온은 강력한 항산화 기능으로 세포 손상을 방지하는 동시에 다른 항산화제의 작용을 촉진합니다. 그렇기 때문에 글루타치온이 결핍되면 비타민C, 비타민E 등 다른 항산화제도 제 기능을 발휘하지 못합니다. 이외에도 **중금속이나 담배 등 유해 물질을 해독하고 발암 물질을 담즙을 통해 체외로 배출합니다. 손상된 장기의 회복을 도우며 NK세포, T세포 등 면역 세포의 기능을 극대화해요.**

미국 질병관리본부에 따르면 건강한 사람은 글루타치온 농도가 12이상인 반면 암환자는 3~4 정도입니다. 나이가 들수록 농도가 감소하는데 이십 대 이후 매 10년마다 15퍼센트가 감소한다고 알려져 있습니다. 영양이 불균형하거나 스트레스, 방사선 치료를 받으면 더 감소해요. 브로콜리, 양배추, 수박 등에 풍부하지만 음식의 경우 글루타치온 분자량이 커서 장 흡수에 어려움이 있기 때문에 충분히 보충되기 어렵습니다. 영양제로도 먹을 수 있으나 마찬가지로 흡수가 떨어져요. 정맥 주사로 고용량 투여하는 것이 가장 효과적입니다. 통상 주 2회 투여하며 세포 내 영양소 흡수율을 높이기 위해서는 주사 시간을 10~20분 사이로 가능한 빠르게 투입합니다. 주사를 맞을 때 혈관통이 동반될 수 있습니다.

특히 항암제 시스플라틴으로 치료를 받으며 말초신경병증이 나타나고 있다면 글루타치온 주사로 호전될 수 있습니다. 시스플라틴을 투여받는 난소암, 위암 환자에게 글루타치온을 투여했을 때 항암제 독성이 줄고 삶의 질이 개선됐다는 보고가 있습니다.

티옥트산

티옥트산은 알파 리포산alpha-lipoic acid이라고도 불리며 비타민C, 비타민E의 400배 되는 항산화력을 가지고 있습니다. 그만큼 강력한 항산화력을 가지고 있어서 중요하기도 하지만 다른 항산화제들이 활성산소를 제거한 뒤 자신도 산화되어 독성물질로 변하는 것과 달리, 티옥트산은 자기재생능력이 있습니다. 스스로 기능을 회복하며 비타민E, 코엔자임Q10, 글루타치온, 비타민C 등 다른 항산화물질의 기능도 재생시킵니다. 한 연구에 따르면 암세포를 50%로 감소시키기 위해 비타민C 단독 치료를 하면 약 20mM의 비타민C 농도가 필요했지만, 티옥트산을 같이 투여했을 때는 1/7 정도인 약 4.3mM 정도로 같은 효과가 나타났습니다. 그만큼 비타민C의 항암 작용을 증가시키는 것이죠.

우리 몸에는 암세포의 증식과 항암제 저항성을 촉진하는 NF-kB라는 전사인자가 있는데요. 티옥트산이 NF-kB의 활성을 저하시킵니다. 암세포의 증식을 억제하고 항암제 치료 효과를 끌어올리죠. 항암제 부작용도 완화시킵니다. 티옥트산을 투여했을 때 독소루비신의 심장 장애가 완화되었고, 도세탁셀과 시스플라틴에 의한 말초신경병증이 개선됐다는 보고가 있었습니다. 티옥트산은 일반 수액처럼 정맥으로 투여합니다.

레트릴

레트릴은 아미그달린이라고 불리는 비타민B_{17}을 결정화시킨 것입니다. 비타민B_{17}은 주로 과일의 씨앗에 농축되어 있어요. 특히 살구씨 속에 가장 많이 함유되어 있어 동양에서는 4800년 전 신농씨가 살구씨를 약제로 사용했고 서양에서는 1000년 전 페르시아의 명의 아비센타가 종양치료제로 사용했다고 기록되어 있습니다. 이후 레트릴이 암세포에만 다량 있는 베타 글루코시다아제에 작용해 암세포를 파괴하는 기전이 밝혀지며 치료제로 개발되었습니다. 더불어 암세포의 성장과 전이를 억제하며 통증을 조절하는 기능이 있다고 밝혀지며 멕시코를 중심으로 스페인, 독일 등에서 사용되고 있습니다.

살구씨의 항암 효능이 알려지며 일부에서 식품의 형태로 불법 유통해 문제가 되기도 했습니다. 레트릴 자체에는 독성이 없지만, 레트릴이 체내에서 분해되면 유독물질인 시안화수소를 생성해 구토, 간 손상, 혼수, 사망 등 심각한 중독 증상을 일으킬 수 있거든요. 이 부작용은 레트릴을 식품으로 먹었을 때 위장 속의 정상 세포가 레트릴을 가수분해하면서 발생하는 것으로 주사제인 행인 약침으로 투여하면 안전합니다. 행인 약침은 살구씨의 아미그달린을 한방 약침 추출법을 통해 추출한 것으로 주 2~5회 피하 주사합니다.

림프 마사지

암 치료를 받으며 팔다리가 붓는 경우가 많아요. 림프 부종 증상입니다.

수술이나 방사선 치료로 인해 림프관이 손상을 받거나 림프절로 암이 전이됐을 때, 또는 암덩어리가 림프절을 누르면 림프액이 원활하게 순환하지 못하고 피부와 피하조직에 축적됩니다. 팔에 축적되면 팔, 다리에 축적되면 다리가 붓고 통증이 생기죠. 환자가 고통스러운 것도 문제지만 림프액이 순환하지 못하면 면역기능도 제대로 유지되지 못해 또 다른 문제로 이어집니다. 림프절에 T세포, B세포, 백혈구, 대식 세포 등 면역 세포들이 있고, 세포들이 림프절을 지나면서 손상되거나 감염된 세포, 암세포가 걸러지거든요. 림프가 순환하는 것 자체가 면역 기능에 영향을 줍니다

림프 부종에는 림프 마사지가 효과적입니다. 마사지를 통해 정체되어 있는 림프액을 정상적인 림프관으로 이동시키는 거예요. 아주 부드럽고 가볍게, 림프 부종이 있는 부위에서 없는 방향으로, 심장에서 가까운 곳에서 시작해 먼 곳으로 진행합니다. 환자 스스로 할 수 있어요. 병원에서 방법을 알려주기도 합니다. 하지만 마사지를 잘못하면 피부와 조직이 손상될 수 있고, 주변 림프선에 과부하가 일어나 오히려 순환에 방해가 될 수 있습니다. 따라서 처음

상지 자가도수 림프 마사지법[*]

상지 자가도수 림프 마사지법[*]

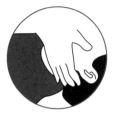

❶ 귀 뒤, 목, 쇄골 부위를 부드럽게 원을 그리듯 마사지한다.

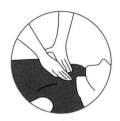

❷ 부종이 있는 겨드랑이 쪽에서 반대쪽 겨드랑이 쪽으로 마사지한다.

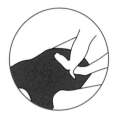

❷ 부종이 있는 겨드랑이 쪽에서 서혜부 쪽으로 옆구리를 따라 마사지한다.

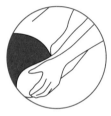

❹ 위팔 안쪽에서 바깥쪽으로 부드럽게 마사지하고, 쇄골 방향으로 마사지한다.

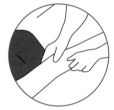

❺ 팔꿈치 안쪽 면을 부드럽게 원을 그리며 마사지한다.

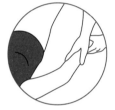

❻ 아래 팔은 앞쪽 면과 뒤쪽 면으로 나눠 손목에서 팔꿈치 방향으로 마사지한다.

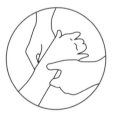

❼ 손목은 세 구간으로 나눠 엄지 손가락으로 작은 원을 그리며 마사지한다.

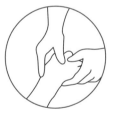

❽ 손등도 마찬가지로 세 구간으로 나누어 손목 쪽으로 마사지한다.

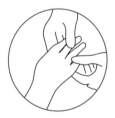

❾ 손가락을 손등 쪽으로 마사지한다.

에는 병원에서 전문적인 마사지를 받으며 강도와 방법을 찬찬히 익히는 것이 좋습니다. 어느 정도 익숙해지면 혼자서도 할 수 있어요. **림프 부종은 만성화되는 경우가 많아 꾸준히 마사지하며 관리할 필요가 있습니다. 림프 순환이 좋아지면 환자의 삶의 질이 높아질 뿐만 아니라 림프액을 따라 이동하는 면역 세포들의 활동도 활발해져 암 치료에도 도움이 됩니다.**

한약

유황 제제

〈동의보감〉에 따르면 유황은 성질이 매우 뜨겁고 독성이 있지만 몸 안에 냉기를 몰아내 뱃속의 오래된 덩어리와 나쁜 기운을 다스리고 근골을 굳세고 강하게 합니다. 한방에서는 유황 광물에서 독성을 제거한 뒤 약제로 사용해 왔어요. 특히 암환자는 몸이 찬 경우가 많아 이를 해결하기 위한 수단 중 하나로 유황을 활용합니다.

현대에 들어서는 유기유황MSM도 암 치료에 활용되고 있습니다. 유기유황은 관절, 모발, 피부를 강화하며 해독 작용을 하는 것으로 유명한데요. 직접 암세포의 사멸을 유도하며 유방암, 식도암, 위암, 간암, 방광암, 피부암 등에서 암세포의 대사를 방해해 성장을 억제한다고도 밝혀졌습니다.

유황은 알약 형태로 하루 2~3번 복용하는 것을 원칙으로 체질,

체중, 질환 상태에 따라 결정합니다. 처음 복용 시 3~15일 정도 두통, 복통 등 명현 현상이 나타날 수 있으며 간혹 설사하는 경우도 있습니다. 변비가 있었다면 해결되기도 해요. 복용기간 내내 방귀에서 유황 냄새가 날 수 있습니다. 유기유황은 제품별 용법, 용량에 맞춰 복용하면 됩니다. 한방 제제에 비해 뚜렷한 반응이 나타나진 않습니다.

옻칠 제제

옻나무의 진을 말린 것을 '건칠'이라고 합니다. 한방에서는 건칠의 독성을 없애고 복용 가능하게 만들어서 약으로 활용하고 있습니다. 옻칠 제제는 암의 진행과 전이 재발을 억제하며 항염증, 항산화 작용을 하고, 혈액 순환을 촉진해 항암 작용을 합니다.

옻나무 추출물의 주성분인 피세틴, 푸세틴, 설포레틴은 신생혈관형성을 억제하고 폐암, 위암, 난소암, 간암 등 암세포의 자살을 유도해 암의 진행을 억제합니다. 설포레틴은 암세포의 증식과 항암제 저항성을 촉진하는 NF-kB를 억제해 유방암 전이를 억제하며, 설포레틴과 피세틴은 염증 반응과 연관된 사이토카인의 작용을 막아 항염증, 항산화 작용을 한다는 보고가 있습니다. 모든 고형암환자에게 효과가 있으나 특히 여성암환자에게 주로 사용합니다.

한때 한방 항암제로 널리 알려졌던 넥시아가 대표적인 옻칠 제제 약물입니다. 다수의 임상연구에서 효과를 입증했으나 허가 과정에서 난관에 부딪혀 현재는 사용되지 못하고 있습니다. 비슷한 약들이 한방 병원에서 다양하게 활용되고 있어요. 옻칠 제제 약물은 하루 3번, 15일 이상 복용하는 것을 원칙으로 합니다. 75일 이상 장기간 복용 시 식욕 부진, 오심, 변비 등 가벼운 부작용이 보고되었으나 그 외 심각한 부작용은 없었습니다.

항암단

항암단은 삼칠근과 동충하초, 우황을 주성분으로 한 캡슐제로 암세포의 진행과 전이 재발을 억제하며 항암제 내성 발생을 감소시키는 효능이 있습니다.

삼칠근의 유효성분인 진세노사이드 Rg-1은 백혈병, 동충하초의 유효성분인 코디세핀은 신장암에 있어서 암세포의 자살을 유도했으며 간암, 전립선암, 난소암에 대해 전이 억제 효과가 있음이 연구를 통해 밝혀졌습니다. 또 아파티닙으로 항생제 치료를 하는 폐암환자가 항암단을 복용했을 때 내성 발생이 억제되었다는 보고도 있어요.

항암단은 임상시험에서 암세포에만 영향을 미치며 정상 세포에는 영향을 미치지 않았습니다. 간 기능, 신장 기능에도 영향을 주지 않는 안전한 약제입니다. 통상 하루 3번, 6개월 이상 복용합니다.

공진단

공진단은 중국 원나라 명의였던 위역림의 '세의득효방'에 처음 기재된 약으로 황실에 진상되었다고 해서 '황제의 보약'이라고 불립니다. 〈동의보감〉에 '체질이 선천적으로 허약하더라도 타고난 원기를 든든히 해 찬 기운은 위로 올리고, 따뜻한 기운을 내리게 하므로 모든 병이 생기지 않는다'고 기록할 만큼 노화와 과로, 스트레스 등에 따른 허약에 효과적이며 인체 스스로의 회복력을 극대화시키는 처방입니다.

공진단은 실제로 진시황이 즐겨 먹었던 보약으로 사향, 녹용, 당귀, 산수유 등 고가의 약재로 구성됩니다. 약재들을 가루로 만들어 꿀로 반죽해 환으로 만들어요. 체력이 저하된 암환자가 공진단을 복용하면 체력을 강하게 회복할 수 있으며 간 기능 개선에 뛰어난 효력이 있습니다. 녹용과 당귀는 항암제, 방사선 치료로 손상받은 골수와 백혈구 회복에도 도움을 줍니다. 면역력을 회복시키며 자가면역질환에서는 과잉된 면역력을 조절하는 효과도 있습니다.

한의학은 개인의 체질과 질병 상황에 맞는 맞춤 처방을 하는 것이 큰 강점이지만 암환자는 이미 항암제를 비롯한 수많은 약을 복용하고 치료를 하고 있는 상태이기 때문에 매번 처방을 바꾸는 것보다는 기성처방이 더 적합할 수도 있습니다. 이런 의미에서 공진단은 범용성이 좋아 많이 처방되고 있습니다. 공진단은 한방에 대해 가장 보수적인 대학병원 종양과 의사들 중에서도 일부 교수님들은 복용을 금기시하지 않습니다. 비교적 양방에서도 인정받고 있는 약 중 하나입니다.

산삼 제제

산삼 제제는 전통적으로 잘 알려진 약용 식물 중 하나로 진세노사이드, 산성다당체, 폴리아세틸렌, 페놀성화합물 등 다양한 성분을 함유하고 있어 암 예방 및 항암 활성, 항스트레스, 항산화, 혈압 조절, 간기능 증진 등 다양한 작용을 합니다. 그 중 진세노사이드는 장내 미생물에 의해 분해되어 다양한 대사체로 변환해 암세포의 생성이나 전이를 막아요. 한방에서는 암환자의 면역을 활성시키고 암의 진행과 전이를 억제하는 약물로 산삼 제제를 활용하고 있습니다. 특히 기력이 극도로 저하되어 있을 때 강력한 체력 보강 효과를 냅니다. 진세노이드를 추출한 약침을 주 2~5회 피하 주사하거나 캡슐 제제로 매일 복용합니다.

기능 의학 검사를
받아보세요

기능 의학은 신체의 기능, 균형 등을 진단해 정상적인 신체 기능으로 회복하는 것을 목표로 합니다. 유기산 균형 검사, 모발 미네랄 검사, BIA, NK활성도 검사 등 기능 의학 검사를 통해 전반적인 문제와 원인을 파악하면 부족한 부분을 보완하고 과도한 부분을 억제해서 건강을 근본적으로 끌어올릴 수 있습니다. 현대 의학이 질병을 치료한다면 기능 의학은 몸을 치유합니다. **통합 암 치료는 기능 의학 검사 결과를 바탕으로 환자가 건강을 회복하고 암과 멀어진 '항암 생활'을 할 수 있도록 접근합니다.**

유기산 균형 검사

유기산 균형 검사는 소변으로 배출되는 유기산을 통해 우리 몸의 대사 이상을 알아보는 검사입니다. 우리 몸이 잘 기능하려면 필수 영양소를 잘 섭취하고 흡수시켜야 하는데요. 우리가 섭취한 영양소는 장에서 소화, 흡수되고 간에서 에너지로 변환됩니다. 장이나 간에 문제가 있으면 대사 과정에서 생기는 유기산에도 불균형이 생기죠.

신진대사를 모두 거친 뒤 소변으로 배출된 유기산 성분들은 인체 세포의 에너지 대사, 음식의 소화, 그리고 위장의 신진대사에 의한 부산물이라고 할 수 있습니다. 소변으로 어떤 유기산이 과잉인지 혹은 부족한지를 보면 영양 불균형, 효소 결핍 및 비타민 부족에 의한 대사 장애 여부, 신경 전달 물질 대사, 환경 독소 노출 정도 및 해독 작용, 장내 세균 불균형, 약물에 의한 세포의 대사 상태 등을 파악할 수 있어요. 검사 결과 특정 영양분이 부족하면 영양제나 주사제로 보충하고 식습관을 개선하도록 돕는 등 개별 맞춤 치료를 합니다.

유기산 균형 검사는 소변을 받아 실시합니다. 아침에 일어난 뒤 첫 소변으로 검사를 진행했을 때 가장 정확한 결과를 얻을 수 있습니다.

모발 미네랄 검사

모발 미네랄 검사는 머리카락을 채취해 최근 3개월간 미네랄과 중금속이 얼마나 축적되었나를 보는 검사입니다. 철분, 칼슘, 마그네슘, 셀레늄 등 우리 몸에 필요한 미네랄은 얼마나 있고, 미네랄 간 상호작용은 어떤지, 그리고 납, 카드뮴, 수은과 같이 몸에 있으면 안 될 중금속은 얼마나 있는지를 측정하는 거죠.

미네랄은 생리 기능을 조절, 유지하는 데 필요하며 체내 대부분의 효소 작용에 관여하기 때문에 건강에서 매우 중요한 역할을 합니다. 하지만 일반인들도 인스턴트 위주의 식사를 하면서 미네랄이 결핍되어 있는 경우가 많습니다. 식사가 불균형한 암환자들은 더욱 결핍되어 있죠. 중금속은 생활 환경 곳곳에 골고루 분포되어 있어서 자연스럽게 노출되고 체내에 축적됩니다. 체내에 축적된 중금속은 쉽게 배출되지 않아 대사 장애, 신경 손상, 암 등을 일으킬 수 있습니다. 미네랄 부족현상과 맞물려 독성 작용을 일으킬 수도 있어요.

또 미네랄과 중금속의 비율을 보면 체내 대사 속도와 스트레스 단계 등도 알 수 있습니다. 가령 나트륨과 마그네슘의 비율은 부신의 활성 속도를 반영하기 때문에 대사 속도가 느린지 빠른지를 파악할 수 있어 에너지 수준을 알 수 있습니다.

유해 발암 물질 중금속 알아보기

중금속	대표적 증상	보충해야 할 영양소
비소	피로, 피부염, 두통, 탈모, 빈혈	요오드, 셀레늄, 비타민C
카드뮴	후각 저하, 빈혈, 고혈압, 신장 기능 저하	아연, 칼슘, 비타민D, 구리, 철, 망간, 비타민C
납	식욕 감퇴, 기억력 저하, 학습 장애, 두통, 불면	인, 칼슘, 크롬, 구리, 셀레늄, 마그네슘, 철, 아연, 비타민C, E
수은	피로, 심혈관 질환, 빈혈, 감각 저하, 식욕 부진	아연, 비타민C, 셀레늄

모발 미네랄 검사를 하면 암환자의 전인적 상태를 파악할 수 있습니다. 암의 원인 요소에 대한 정보, 면역, 영양상태, 해독에 대해 장기간 축적된 정보를 얻을 수 있어요. 유해 발암 물질인 수은, 알루미늄, 카드뮴, 우라늄, 바륨, 니켈 등의 축적된 양을 파악해 배출에도 도움을 줍니다.

BIA Bio-Impedance Anlysis(세포 건강도 검사)

BIA 검사는 세포 수준의 활력을 측정하는 검사입니다. 몸에 약한 전류를 통과시켜 전기저항으로 세포가 얼마나 일을 잘하고 있는지를 확인해요. 검사 원리는 우리가 흔히 알고 있는 인바디(체성분 분석 검사)와 유사하지만, BIA 검사는 체성분뿐만 아니라 세포의 상태, 세포막의 건강도, 미토콘드리아의 손상 정도, 에너지의 저장 능력 등 기능적인 측면까지 세밀하게 측정합니다.

BIA 검사는 미국 FDA 승인을 받았으며 미국에서는 BIA 검사의 주요 측정지수인 위상각Phase angle을 활용한 난치병 진단과 치료에 대한 연구가 활발히 이루어지고 있어요. 위상각 지수는 다수의 임상연구와 논문을 통해 암, 간질환, 류마티스, 자가면역, 심장질환, 수술 후 등 중대한 질환의 사망률과 예후를 판정해주는 '예후 마커'로 입증되었습니다.

위상각 지수는 세포막이 손상되거나 기능이 감소하면 낮아집니다. 나이가 들거나 병이 있으면 몸의 기능이 저하되면서 이 지수도 낮아지죠. 영양상태, 근력, 질병의 치료 등 몸의 기능이 좋아지면 지수도 올라갑니다.

NK세포 활성도 검사

NK세포 활성도 검사는 말그대로 NK세포가 얼마나 자신의 역할을 잘 수행하고 있는지를 분석하는 검사입니다. NK세포는 암이나 바이러스 등에 감염된 비정상 세포를 인지해 파괴하는 면역 세포입니다.

NK세포 활성도 검사는 환자의 혈액을 채취해 NK세포가 활성화됐을 때 나오는 물질인 인터페론 감마INF-r의 양을 분석합니다. 인터페론 감마의 양이 많을수록 NK세포 활성도가 높은 상태로 암, 질병에 대한 저항력이 높다는 뜻이에요. 실제로 위암, 유방암, 전립선암, 췌장암, 대장암환자들은 정상인과 비교해 NK세포 활성도가 낮았다고 보고되었습니다.

5대 암환자와 정상인의 NK세포 활성도 비교*

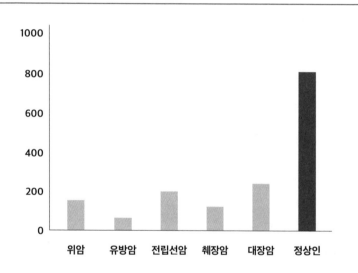

NK세포 활성도가 지속적으로 낮다면 항암 면역 기능이 현저히 낮다고 볼 수 있습니다. 면역력이 저하된 원인을 찾고 증강시키는 치료를 합니다.

LAM Lymphocyte activation measurement(면역 세포 활성도 측정 검사)

LAM 검사는 특정 음식이나 건강 기능 식품 등이 면역력을 얼마만큼 활성화시키는지를 측정하는 검사입니다. 흔히 암에 좋다고 알려진 음식들이 많지만 개개인의 면역 적합성이 다르기 때문에 모든 사람에게 동일한 효과를 내지는 못합니다. 개인의 체질과 증상에 따라 효과가 다를 수 있어요. **LAM 검사를 통하면 환자 개인에게 맞는 항암 식단을 구성할 수 있습니다.**

LAM 검사는 크게 두 축으로 진행됩니다. 우선 환자의 혈액을 채취 후 특수 배양해 환자의 면역 세포가 암세포를 살해하는 정도를 측정해요. 환자의 기본 면역을 검사하는 것입니다. 그리고 식자재를 종류별로 환자의 혈액에 넣어 배양한 뒤 다시 한 번 암조직을 넣어 배양해 암세포를 살해하는 정도를 측정해요. 특정 식자재를 넣었을 때 기본 면역보다 암세포를 더 많이 살해했다면 그 식자재가 환자의 면역을 올렸다는 의미입니다.

다음 그래프를 보면 이 환자의 기본 면역력 지수는 1550Eu로 측정되었고, 애호박을 넣었을 때 면역력 지수가 200Eu 가량 올라갔습니다. 이 환자에게는 흔히 항암 음식으로 알려진 마늘보다 애호박이 면역을 올리는 데 더 도움이 되는 겁니다. 검사 결과를 바탕으로 자신의 면역을 끌어올리는 음식을 위주로 식단을 구성하

〈예시〉 LAM 결과

(단위: %)

의뢰자 기본 면역력 지수		1550
채소	애호박	1784
	알로에	1705
	마늘	1652
	케일	1620
	시금치	1452
	당근	1452
	단호박	1420
	브로콜리	1402
	비트	1356
	도라지	1320
	연근	1250

면 면역을 향상할 수 있습니다.

장내 미생물 검사

장내 미생물 검사는 대변 검체를 통해 장내 유익균과 장내 유해 균 등 장내 미생물을 분석하는 검사입니다. 장에는 1000여종에 달 하는 장내 미생물이 10조 마리 이상 존재하고 있으며 무게만 해도 1~2킬로그램에 달합니다. 장내 미생물의 균주가 다양하고 유익균과 유해균, 중간균이 25:15:60 비율을 유지해야 건강한 장이라고 할 수 있습니다. 불균형한 식습관이나 노화, 스트레스 등의 이유로 유해균이 많아지고 유익균이 줄어들어 장내 미생물의 조화가 무너지면 건강에 이상신호가 나타나기 시작해요. 장내 유해균이 많아지면 음식물의 소화 흡수를 방해하고 부패시켜 독소를 생성합니다. 배설 기능도 떨어져 음식물이 장내에 머무는 시간이 길어져 독소가 생길 가능성이 높아지죠. 장에서 생성된 독소가 혈액을 타고 퍼져나가면 각종 성인병 및 자가 면역 질환, 암, 노화를 촉진합니다.

장 건강은 특히 암환자에게 중요합니다. 면역 세포가 장에 몰려 있기 때문이죠. 장 중에서도 소장에는 전체 면역 세포 중 60~70퍼센트가 존재합니다. 장 건강이 나쁘면 면역 체계가 나빠질 수밖에 없어요. 장내 미생물 검사 결과 주로 소장에서 활동하며 장내 독성 물질을 감소시키고 면역 체계에 도움을 주는 유익균인 락토바실러스가 부족하면 이 유익균이 집중적으로 함유되어 있는 유산균 제품을 복용하면서 유해균 사멸을 위한 처방을 합니다.

6장

음식은
두 번째
치료입니다

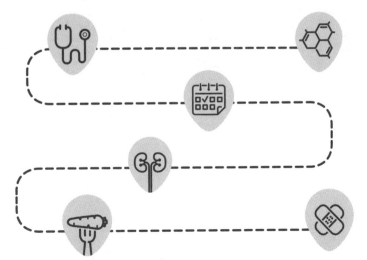

암환자 기본 식사법

암환자들이 가장 많이 묻는 질문은 역시나 음식입니다. 암이 음식과 높은 관련을 가지고 있기 때문이기도 하지만 **암 치료를 받는 동안에는 좋은 영양 상태를 유지하는 게 특히 중요하기 때문입니다**. 이 말은 거꾸로 수술이나 항암제 치료, 방사선 치료를 받는 동안 좋은 영양 상태를 유지하는 것이 어렵다는 말이기도 해요. 구토나 오심, 변비, 설사, 구내염 등 암 치료를 받으며 생기는 부작용은 정상적인 식사를 힘들게 합니다.

그런데 환자 입장에서는 치료를 받는 동안 치료에 개입할 수 있는 부분이 많지 않다 보니 스스로 조절할 수 있는 음식, 식단, 건강 기능 식품 등에 관심이 더 커집니다. 의사 입장에서는 이 부분이 안타깝습니다. 환자들은 음식에 관심이 많은데 암환자의 영양에 대한 연구는 생각만큼 많지 않거든요. 그나마 발표된 연구들은 대부분 암 예방과 관련된 것들입니다. 인터넷에서 쉽게 구할 수 있는 암 예방 식단을 기준으로 식단을 구성하는 환자들이 적지 않아요. 암 예방 식단은 암환자들에게는 크게 도움이 되지 않습니다. '암 예방을 위한 식사'와 이미 치료 중이거나 치료를 끝내고 재발을 방지하는 '환자에게 필요한 식사'는 목적도 방법도 다릅니다.

일단 잘 먹어야 합니다

암을 진단하며 의사들이 하는 말 중 하나는 '무조건 잘 드세요'입니다. 암 치료가 워낙 힘든 과정이다 보니 체력을 많이 소모하기 때문입니다. 그리고 암 자체가 체력을 갉아먹는 소모성 질환이기 때문이에요.

정상 세포는 성장과 분열을 반복하다 어느 정도 시간이 지나면 사멸합니다. 세포들이 비정상적으로 커지지 않게 하는 다양한 시스템에 의해 통제됩니다. 반면 암세포는 이 시스템에서 벗어나 계속 성장하고 죽지 않습니다. 계속 살아남기 위해 신체의 많은 자원을 끌어와서 쓰고, 면역 세포는 그런 암세포에 대항하느라 에너지를 더 많이 씁니다. 이래저래 에너지 소모가 커집니다.

그런데 식욕은 없어요. 평소에 먹는 걸 좋아했던 사람도 암에 걸리면 입맛이 떨어지죠. 억지로 먹으려고 해도 속이 울렁거리며 음식을 받아들이질 않습니다. 아직 정확히 밝혀지진 않았지만 암세포 자체에서 분비되는 물질이 뇌의 식욕중추를 자극해 식욕을 감소시킨다고 해요. 쓴맛에 대한 민감도가 강해져 고기를 거부하는 환자들도 종종 있습니다. 그리고 암을 진단받았다는 충격과 우울감에 식욕은 더 떨어집니다.

여러 연구 결과에 따르면 암환자의 50퍼센트 이상이 식욕 부진을 경험합니다. 40~80퍼센트는 영양 불량 상태에 해당해요. 에너지 소모는 큰데 식욕은 없으니 암환자들은 영양이 부족해지고 점점 체중이 줄어들어 뼈만 앙상하게 남게 됩니다. 상황이 이렇다 보니 암환자는 암으로 죽지 않고 굶어 죽는다는 말까지 있어요. 실제로 다수의 연구에서 암환자 사망 중 20~50퍼센트는 질병 자체보다는 영양 불량과 관련이 있을 것이라고 보고되고 있습니다.

암환자 중 34.7퍼센트는 심한 영양 불량, 30.1퍼센트 영양 불량이라고 합니다. 그만큼 잘 먹는 게 어렵습니다. 그렇지만 치료를 잘 받으려면 잘 먹어야 해요. 영양 상태가 나쁘면 체력이 저하되고 다른 합병증을 초래해 치료를 끝까지 받을 수 없게 되기도 합니다. 체력을 유지해야 신체의 조직이 손상되는 것을 예방하고 손상된 정상 세포들을 빠르게 회복시키며 면역력도 유지할 수 있습니다.

아직 본격적으로 암 치료를 시작하지 않았다면 체중을 2~4킬로그램 정도 증가시키면 좋습니다. 만약 체중이 지속적으로 감소하

암환자 영양 상태[*]

암종별	영양불량
간암	87.3%
폐암	71.1%
위암	70.3%
자궁경부암	61.4%
대장암	60.6%
유방암	46.1%

고 있다면 조금 더 적극적인 관리가 필요합니다. 치료 중에는 체중 감소가 표준 체중의 6퍼센트 이상이 되지 않도록 합니다. 체중을 매일 일정한 시간에 측정해 기록해두고 체크하세요.

표준 체중 계산법

남성: 키(m) x 키(m) x 22

여성: 키(m) x 키(m) x 21

ex: 키 175cm인 남성의 경우 1.75(키) x 1.75(키) x 22 = 67.4kg 이 표준 체중.

잘 먹고 있는 것을 어떻게 알 수 있나요?

　하루 식사도 점검해보세요. 필요한 만큼 충분히 섭취하고 있는지를 살펴보는 것입니다. 보다 정확히 파악하기 위해서는 검사를 활용할 수도 있습니다. 혈액 검사에서는 단백질이 부족한지를 알 수 있고 유기산 검사를 통해 전반적인 비타민, 단백질 부족 상태를 파악할 수 있습니다. 미네랄 부족은 모발 미네랄 검사를 하면 알 수 있습니다.

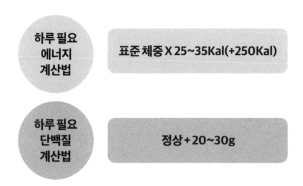

적정 체중 (kg)	적정 체중을 유지할 때		체중이 감소할 때	
	에너지(Kcal)	단백질(g)	에너지(Kcal)	단백질(g)
60	1,800~2,100	60~72	2,100~2,400	72~90
70	2,100~2,450	70~84	2,100~2,400	84~105

전반적인 열량이 부족할 때는 식사를 할 때 생선, 두부, 고구마, 채소 등 영양 밀도가 높은 음식 위주로 섭취합니다. 요리에 기름을 충분히 이용하고 물 대신 주스, 두유, 우유 및 유제품을 섭취하면 도움이 됩니다. 간식도 자주 먹으면 도움이 됩니다. 손이 닿을 수 있는 여러 장소에 간식을 보관하면 수시로 먹기 편합니다.

식욕이 없어도 먹으려고 노력하세요. 암 치료 중 식사는 식욕이나 입맛이 아니라 균형 잡힌 영양 섭취가 목적입니다. 이렇게 말씀을 드리면 환자에게 먹을 것을 강요하는 보호자들이 종종 계십니다. 그러지 말아주세요. 걱정되고 답답하시겠지만 환자도 안 먹는 게 아니라 못 먹는 겁니다. 억지로 먹으면 역효과를 부를 수 있을 뿐더러 가장 중요한 환자와 보호자의 라포 형성이 무너질 수 있습니다. 먹을 수 있게 도와주시고 먹을 수 있는 방법을 같이 찾아주세요. 환자나 보호자가 먹는 문제로 스트레스를 받는다면 의사와 상담해 식욕촉진제를 처방받을 수도 있습니다. 영양 결핍이 걱정되면 암에 특화된 전문병원 및 한방 병원에서 요양하는 것도 고려해보세요. 영양 보충은 기본이고 전반적인 컨디션 관리에 도움이 됩니다.

균형 잡힌 식사가 기본입니다

잘 먹어야 한다고 하면 환자들은 "무얼 먹어야 하죠?", "뭘 먹으

암 완치 로드맵

면 안 되죠?", "식습관부터 개선해야 하는 거 아닌가요?" 와 같은 질문을 많이 합니다.

잘 먹는다는 것은 특정 식품을 먹거나 먹지 말라는 것과는 다른 의미입니다. 암은 어떤 식품을 하루이틀 먹는다고 낫지도, 먹지 않는다고 악화되지도 않아요. **암을 치료하는 기적의 식품은 없습니다.**

우리 몸에 필요한 영양소는 굉장히 많아요. 모든 영양소를 함유하고 있는 완벽한 식품은 없습니다. 어떤 음식을 많이 먹고 적게 먹는 것보다는 단백질, 탄수화물, 지방, 비타민, 무기질을 고루 균형 있게 먹는 게 중요합니다.

식습관을 단번에 바꾸려고 하는 환자들이 많습니다. 갑작스런 식단의 변화는 식사 섭취를 더 어렵게 만들 수 있어요. 고기를 먹으면 안 된다, 기름이나 소금을 섭취하면 안 된다는 등 잘못된 정보에 따라 불필요하게 식사에 제한을 두면 오히려 영양 상태가 나빠질 수 있습니다. 평소 식성에 맞게 골고루 드세요. 천천히 건강에 좋지 않은 습관들을 버리고 항암 생활에 도움이 되는 식습관을 들인다고 생각하세요. 식습관 개선은 어디까지나 체중을 유지하는 범위에서 시도하는 것이 좋습니다.

식사는 아침, 점심, 저녁 규칙적으로 해주세요. 반찬은 골고루 섭취하는 게 당연히 좋습니다. 구체적인 식단은 다음에 이어지는

항암 식품으로 이루어진 식품 구성탑[*]

올리브유, 포도씨유, 카놀라유, 참깨, 들깨, 견과류(호두, 잣 아몬드 등)	**5층: 유지 및 당류** 조리할 때 골고루 소량씩 사용 견과류 간식은 하루 1~2스푼 정도
우유, 발효 요구르트, 요플레	**4층: 우유 및 유제품** 간식으로 하루 1~2컵 섭취
등 푸른 생선(참치, 고등어, 정어리, 삼치, 연어, 꽁치), 콩 두부, 청국장, 된장	**3층: 어육로 및 난류, 콩류** 매끼 1~2가지 섭취, 제시된 식품 외에도 양질의 단백질 섭취를 위해 살코기, 생선, 해산물, 계란, 콩류와 같은 식품을 고루 활용
양배추, 브로콜리, 콜리플라워, 마늘, 양파, 부추, 생강, 당근, 호박, 파프리카, 버섯, 가지, 해조류, 토마토, 수박, 포도, 사과, 바나나, 키위, 딸기, 오렌지, 멜론, 배, 감	**2층: 채소 및 과일류** 매끼 2접시 이상 섭취 채소는 매끼 2가지 이상 섭취 과일은 간식으로 하루 2회 정도 권장
현미, 보리, 율무, 흑미, 조, 기장, 귀리, 팥, 감자, 고구마, 통밀, 메밀	**1층: 곡류 및 전분류** 매끼 주식으로 한 가지 섭취, 밥뿐만 아니라 기회에 따라 잡곡이 들어간 빵, 국수, 과자도 이용

표 '항암 식품 구성탑'을 참고하세요. 항암 성분이 많은 식품을 우선 선별해 탑처럼 쌓은 건데요. 아래층일수록 많이, 위층으로 갈수록 적게 섭취하면 됩니다. 위층으로 갈수록 적게 먹어도 된다는 게 빼먹어도 된다는 의미는 아닙니다. 탑이에요. 어느 한 층이 부실하면 탑은 무너집니다.

1층은 곡류 및 전분류입니다. 밥이죠. 매끼 1/2~1공기를 섭취하면 됩니다. 정제가 덜 된 곡류를 먹으면 탄수화물 외에도 섬유질, 비타민, 무기질, 파이토케이칼류도 같이 섭취할 수 있어요. 소화가 잘 안되면 흰 쌀밥이나 죽을 먹어도 됩니다. 대신 하루 4~5번 이상 자주 섭취해주세요.

2층은 채소 및 과일류입니다. 미국의 암 연구기관은 다양한 색깔의 채소와 과일을 하루 최소 400그램 이상 먹으면 암 발생을 최소 20퍼센트 낮출 수 있다고 밝혔습니다. 미국, 유럽, 북남미, 우리나라에서도 하루 5차례 이상 섭취하는 걸 권장하고 있습니다. 가능한 다양한 색깔의 채소나 과일을 먹어보세요. 먹을 때도 덜 지루하고 다양한 영양을 섭취하는 데에도 도움이 됩니다.

3층은 어육류 및 난류, 콩류입니다. 매끼 골고루 먹습니다. 특히 고기나 오메가3, 지방산이 많은 등푸른 생선을 자주 먹는 것이 좋습니다. 고기나 생선이 싫다면 계란, 두부, 콩 식품으로 대체해주세요.

4층은 우유나 요쿠르트입니다. 간식으로 하루 1~2컵 섭취하면 좋습니다. 5층인 유지 및 당류 섭취를 위해서는 조리할 때 올리브유, 참기름, 식용류 등을 양념으로 충분히 사용해주세요. 견과류도 간식으로 많이 선호하는데 많이 먹을 필요는 없습니다. 호두, 잣, 아몬드, 땅콩 등을 고루 섞어서 하루 한두 스푼 정도면 충분합니다.

물도 충분히 섭취해주세요. 식욕 저하로 식사 섭취가 어렵거나 구내염, 설사 등 부작용이 있을 때는 탈수되기 쉽습니다. 항암제 치료로 파괴된 암세포 배출을 위해서도 충분한 수분 섭취가 중요해요. 소변색이 짙을수록 수분이 부족한 것입니다. 노란색, 짙은 노란색이면 수분을 보충해주세요. 옅은 노란색이 정상입니다.

음식 간은 가급적 담백하게 하세요. 암 진단을 받기 전에 맵고 짠 음식을 선호하던 분들이 적지 않습니다. 그런데 치료가 시작되면 입맛이 변하기도 하고 소화기계 불편감이 생겨서 자극적인 음식을 먹지 못해요. 자극적인 음식을 선호하는 식습관은 서서히 고쳐나가는 게 좋습니다.

음식으로 충분할까요?

가장 이상적으로는 균형 잡힌 식사를 통해 영양소를 충분히 섭취하는 것이지만 암이 진행하고 있는 단계의 환자들에게서는 영양결핍이 흔히 나타납니다. 이 경우에는 건강 기능 제품의 사용을 고려합니다. 환자 역시 음식에 대한 질문 다음으로 영양제는 무얼 먹어야 하냐고 묻습니다. 그만큼 관심이 많은 부분입니다.

그런데 영양제는 답을 하기 쉽지 않은 질문 중 하나입니다. 환자마다 상태가 다르고 받고 있는 치료들이 다르기 때문에 일률적으로 답을 할 수 없기 때문입니다. 같은 영양소라도 어떤 암은 촉진시키고, 어떤 암은 억제시키고요. 같은 암이어도 특정 그룹에게는 효과가 있지만 또 다른 그룹에게는 효과가 없기도 합니다. 예를 들

암 완치 로드맵

어 엽산은 일부 암을 예방한다고 알려져 있지만 과용하면 암을 촉진한다는 연구결과가 있고, 비타민E를 과다 복용한 사람들은 그렇지 않은 사람들보다 전립선 암의 발생율이 더 높았다는 연구 결과도 있습니다. **항암제 치료 중이라면 더 신중해야 해요. 일부 영양소는 특정 항암제의 효과를 감소시킨다는 보고가 있습니다.**

그러니 '암에 걸렸다면 OOO 영양소를 먹어야 한다'와 같은 이야기를 그대로 따르지 마세요. 영양소는 부족해도 문제가 되지만 넘쳐도 문제가 될 수 있습니다. 미국암학회도 식사를 잘 못하는 암 환자에게만 하루 권장량 한도 내에서 종합비타민 복용을 허용하고 있습니다. 우선 음식으로 최대한 섭취한 뒤 유기산 균형 검사, 모발 미네랄 검사 등 객관적인 검사를 통해 부족한 영양소를 확인한 뒤 복용하는 게 안전합니다.

환자가 직접 충분한 식사를 하는 것이 최선이지만 그렇지 못한 경우가 적지 않습니다. 환자 스스로 식사 상태를 개선하기 어려운 경우에는 차선책으로 영양 요법을 고려합니다. 가장 간편하게는 분말이나 액상 형태로 상품화된 영양 보충 음료를 복용할 수 있어요. 뉴케어같은 영양 보충 음료는 경관식에서 시작했습니다. 경관식은 완전 식사 대용으로 콧줄을 통해 뱃속으로 넣어주는 것인데요. 이 경관식을 환자가 직접 먹을 수 있게 맛을 가미해 만든 것이 시판되고 있는 영양 보충 음료입니다. 필요한 영양소가 골고루 들어 있어 충분한 양을 먹는다면 식사로 충분합니다. 하지만 입으로 먹을 수 있는데 굳이 그럴 필요는 없지요. 섭취량이 부족해서 체중이 줄고 있거나 편식이 심해져 영양 결핍이 우려될 때 보조적으로 활용하는 게 좋습니다.

파우더 형식으로 만들어져 요리를 할 때 첨가해 열량을 높이거나 단백질을 보충할 수 있는 모듈라도 있습니다. 우유나 주스에 섞어서 먹거나 국이나 찌개, 볶음 반찬을 만들 때 넣어줍니다.

식사를 전혀 하지 못하는 경우 정맥 주사를 통해 영양과 수분을 공급합니다. 정맥 주사는 빠르게 영양을 공급할 수 있지만 당질이 우선 공급되다 보니 환자가 식욕을 느끼지 못해 정맥 주사에 의존하게 될 수 있습니다. 영양소 섭취는 영양보충제, 정맥 주사로 보조할 수는 있으나 환자가 음식으로 충분히 섭취하는 것이 최선이라는 점을 기억하세요.

암 완치 로드맵

수술 부위별 식사법

암 치료 중 식사는 어떤 치료를 받느냐에 따라 달라집니다. 수술을 한 경우에는 수술 부위에 따라 식사 원칙이 또 다릅니다. 특히 식도, 위, 대장, 구강과 같은 소화 기관을 수술한 경우에는 소화 기능이 완전히 회복될 때까지 주의해야 합니다. 항암제 치료, 방사선 치료를 받을 때에는 암세포는 물론 정상 세포가 많은 손상을 입어요. 정상 세포가 빨리 회복할 수 있도록 하는 것을 중심으로 영양을 공급하는 게 바람직합니다. 또 환자마다 나타나는 부작용의 종류나 강도가 다르기 때문에 환자에 맞춰 적절하게 영양 섭취를 할 수 있는 방법을 찾아야 합니다.

치료 중에는 입맛이 수시로 변할 수 있습니다. 환자는 입맛의 변

수술	-두경부 수술: 저작 및 연하곤란 -식도 절제: 식도 협착, 누공 생성 -위 절제 : 위 마비, 덤핑 증후군, 비타민 B_{12} 흡수 불량, 칼슘과 철 흡수 불량 -췌장 절제: 지방 흡수불량, 고혈당, 지용성비타민과 비타민 B_{12} 흡수 불량 -소장 절제: 설사, 지방변, 지용성 비타민과 비타민 B_{12} 흡수 불량 -대장 절제: 설사, 전해질 및 수분 불균형
방사선 치료	-중추신경계: 메스꺼움, 구토, 스테로이드 투여로 인한 고혈당, 식욕 감퇴 -두경부: 구강 건조증, 구강 및 인후염, 연하곤란, 연하통, 점막염, 미각과 후각의 변화, 식욕 감퇴, 피로감 -흉부: 연하 곤란, 연하통, 가슴 쓰림, 식도염, 식도 협착, 식욕 감퇴 -복부와 골반: 메스꺼움, 구토, 설사, 복통, 가스 팽만, 비뇨기 기능 변화, 급성 대장염과 장염, 유당불내증, 식욕 감퇴
항암제 치료	-미각과 후각의 손실, 식욕 부진, 식품에 대한 거부감 -위염과 점막염 -구토, 메스꺼움, 설사, 변비 -약물과 관련된 우울증 -면역 기능의 약화

화나 먹고 싶은 것을 적극적으로 말하고, 보호자는 가급적 반영해 식단을 구성하는 것이 좋습니다. 아무리 좋은 음식이라도 먹고 나서 소화가 잘 되지 않거나 구토나 설사 등 불편감을 겪는다면 환자

에게 좋은 음식이 아니에요. 환자가 먹을 수 있는 음식이 한두 가지뿐이라면, 그 음식만이라도 충분히 먹고 부족한 영양소는 다른 방법으로 보충해주는 것이 더 좋습니다.

수술 후 식사는 중요합니다

특히 수술 후에는 손상된 조직을 재생하고 저하된 체력을 회복시키기 위해서는 많은 열량과 단백질이 필요합니다. 수술 직후에는 미음과 같은 유동식으로 식사를 준비하다가 점차 밥과 같은 고형식에 적응하는 과정이 필요합니다. 수술 부위, 정도에 따라 제한되어야 할 음식이나 특정 식사법이 권장되기도 합니다.

위 수술

위암 환자들은 위의 일부분 또는 전체를 절제하는 수술을 받습니다. 이 경우 위의 저장 기능과 소화 기능이 떨어집니다. 수술 후 3~6개월 정도가 지나면 식사량 및 소화 기능이 완전히 회복되니 그때까진 주의해주세요.

수술 후 장운동이 돌아오면 물을 마시기 시작합니다. 그 뒤 건더기가 없고 달지 않은 음료수, 미음, 죽, 밥 순으로 서서히 식사를 진행합니다. 대개 수술 후 2~3주 정도는 죽을 먹을 것을 권장하는데,

환자마다 적응하는 속도가 다르니 환자가 편안한 만큼 먹는 양을 조금씩 늘려가면 됩니다.

음식은 소량씩 자주 섭취합니다. 수술 후에는 조금만 먹어도 팽만감을 느끼게 되므로 한 번에 먹을 수 있는 양이 많지 않아요. 음식을 소량씩 자주 먹어주세요. 또 위 수술 후에는 소화 기능이 감소되기 때문에 식사는 최대한 천천히 할 것을 권장합니다. 25~30번 정도는 씹어 삼키세요. 천천히 꼭꼭 씹어먹는 습관을 평생 가지려고 노력하면 좋습니다. 식사 후에는 안정을 취하세요. 수술 후 1개월 정도까지는 식사 후에 적어도 20~30분 정도 비스듬히 기댄 자세로 쉬도록 하고 이후에도 식후 바로 눕거나 과격한 운동은 피하세요.

식사량과 소화 기능이 회복되면 기본적으로 섭취하지 못하는 음식은 없습니다. 그러나 수술 후 3~6개월까지는 위장 기능이 회복 중이므로 지나치게 달거나 짠 음식, 과도하게 자극적인 음식, 말리거나 질긴 음식은 많이 먹지 않는 게 좋습니다. 밥도 현미 같은 잡곡밥보다는 소화가 잘 되는 쌀밥을 먹는 걸 권장합니다.

어느 정도 회복이 되면 외식을 하는 환자가 많습니다. 다시 직장에 나가며 외식이 잦아지기도 해요. 외식 자체가 문제되지는 않지만 외식을 하는 경우 자극적이거나 영양적으로 불균형한 경우가 많고 과식할 위험도 있습니다. 음식을 잘 선택하세요. 위를 절제한 경우 빈혈의 위험이 높습니다. 간, 계란, 녹황색 채소 등 철분이 풍부한 음식을 정기적으로 섭취하는 것이 필요합니다.

위 수술 후에는 합병증으로 덤핑증후군을 겪는 환자들이 많습니다.

[암환자 사례 보기]

영희 님은 60세 여성으로 위암 전절제 수술을 받은 환자입니다. 수술 후 회복을 위해 병원에 입원한 케이스로 수술 1주일 만에 죽을 먹을 수 있을 정도로 회복이 빨랐고 덤핑증후군도 없었습니다. 환자의 회복의지도 강력해 스스로 식사 회복 속도를 높인 상황이었습니다. 사나흘 정도는 괜찮았으나 갑자기 극심한 복통과 오심, 구토, 숨이 가쁜 증상 등이 덤핑증후군과 함께 시작됐습니다.

이후 통상적인 수술 후 식단 관리 가이드에 따라 엄격히 식단을 관리하며 위장을 진정시키는 침치료, 영양 수액과 진경제 등 양방치료를 병행해 증상을 조절했습니다. 1주 가까이 치료한 뒤 증상이 사라졌고 환자에게 회복에 대한 조급함을 내려놓고 정상 속도로 천천히 먹도록 지침을 드렸습니다. 지침대로 식단을 관리한 결과 추가적인 덤핑증후군이나 증상 없이 잘 아물어서 퇴원했고 문제없이 일상 생활로 복귀했습니다.

덤핑증후군은 위에 들어간 음식이 정상적인 소화 과정을 거치지 못하고 급격히 소장으로 유입되면서 발생하는데요. 식후 15분

~30분 사이에 나타나는 조기 덤핑 증후군과 식후 2시간 이후에 나타나는 후기 덤핑 증후군으로 나눌 수 있습니다. 조기 덤핑 증후군은 주로 복부 팽만, 복통, 오심, 구토, 빈맥, 어지러움, 발한 등의 증상, 후기 덤핑 증후군은 저혈당으로 인한 허기, 식은땀, 떨림, 빙빙 도는 느낌, 빈맥, 정신 혼미 등의 증상이 나타납니다. 이같은 증상은 위 절제술 후 짧게는 6개월, 길게는 1~3년간 발생할 수 있으며 환자가 적응함에 따라 점차 호전됩니다.

식사를 할 때 물이나 음료를 많이 마시면 덤핑증후군이 생기기 쉬우니 식사 중에는 수분 섭취를 줄이는 게 좋습니다. 걸쭉한 형태의 음식이 좋으며 국물 섭취도 가능한 줄이세요. 덤핑증후군은 설탕, 꿀, 시럽 등 단 음식을 많이 먹었을 때 나타나기 쉬우니 섭취를 피해주세요. 과일이나 채소에 함유된 펙틴은 덤핑증후군 완화에 도움이 될 수 있으니 식사에 적절히 포함시키면 좋습니다.

식도 수술

식도암의 경우 식도에서 암이 있는 부위를 떼어내고 남아 있는 식도와 위장, 혹은 대장, 소장을 연결해 식도의 기능을 대신합니다. 수술 후에는 복부에 있던 위장이 흉부 쪽으로 올라오기 때문에 조금만 먹어도 포만감이 느껴지고 소화가 잘 안 될 수 있어요. 식도와 위 사이의 괄약근이 없어졌기 때문에 음식물이 쉽게 역류될 수도 있습니다. 이런 증상들은 수술 후 점차 호전이 되며 대개 6개월 정도 지나면 적응이 됩니다.

수술 직후에는 물부터 시작해 미음, 죽, 진밥, 밥으로 식사를 진행합니다. 수술 초기에는 식사량을 3~4수저 정도 소량으로 시작하고, 불편감이 없다면 조금씩 증가시킵니다. 식사는 천천히, 꼭꼭 씹어 삼키고요. 물은 식사 전과 후, 식사 중에는 가급적 마시지 마세요. 식사 후 30분 이상이 지나 마시는 게 좋습니다. 음식이 역류하기 쉬우니 식사 후 2시간까지는 눕지 마세요. 특히 저녁 식사 이후에는 먹지 않는 게 좋습니다.

음식은 부드럽게 조리해 드세요. 너무 차거나 뜨거운 음식, 딱딱하거나 거친 음식은 피하는 게 좋습니다.

췌장-십이지장 수술

췌장-십이지장을 절제하는 수술을 할 때 음식물이 내려가는 속도를 조절해주는 유문을 절제하면 위장에서 내려온 음식물이 소장으로 급격히 유입되면서 덤핑증후군이 발생할 수 있습니다. 반대로 유문을 보존한 경우에는 덤핑증후군은 없지만 소화된 음식물의 배출시간이 길어질 수 있습니다. 이 밖에도 췌장과 담낭에서 분비되는 소화액이 적어져 지방의 소화 흡수에 지장이 있을 수 있습니다.

전반적인 식사법은 위, 식도 절제술을 받은 환자들과 비슷합니다. 수술 직후에는 물을 마시는 것부터 시작해서 미음, 죽, 밥 순서로 천천히 식사가 진행됩니다. 소화가 잘 되는 부드러운 음식 위주로 조금씩 자주, 꼭꼭 씹어 먹습니다.

기름기가 많은 음식을 먹으면 더부룩하거나 지방변 또는 설사를 할 수 있습니다. 튀김, 중국 음식 등 지방 함량이 높은 음식은 가급적 피하세요. 식물성 기름은 음식물의 위장을 통과하는 속도를 늦추므로 적정량만 사용하는 것이 좋습니다. 또 수술 초기에는 혈당이 상승할 수 있으니 설탕, 꿀, 과일, 과일주스, 탄산음료 등 단당류 음식을 가급적 피하세요.

대장 수술

대장을 절제하는 수술을 하면 부위와 길이에 따라 배변 횟수나 양상이 수술 전과 달라질 수 있습니다. 무른 변을 보거나 변을 자주 보는 등 변화가 있다면 장에 가해지는 자극을 줄이기 위해 수술 후 1개월 정도 저잔사식을 합니다. 저잔사식은 의사들은 많이 쓰지 않는데, 환자들은 잘 알고 있는 용어예요. 쉽게 말해 대변을 만드는 주요소인 섬유소 섭취를 줄여 대변 양을 줄이고, 장이 막히는 것을 최소화하는 식사를 말합니다. 저잔사식을 할 때는 부드러운 음식 위주로 하루 4~6번 식사를 합니다. 음식물은 꼭꼭 씹어주세요.

저잔사식

식품군 (섬유소함량)	허용 식품	주의 식품
곡류 (<1.2g/100g)	흰밥, 찹쌀밥, 흰 국수, 흰 식빵, 감자	보리, 현미, 율무, 팥, 콩, 잡곡류, 미숫가루, 고구마, 옥수수, 통밀빵
우유 및 유제품	우유, 요거트, 푸딩, 아이스크림	땅콩이 함유된 유제품
어육류	연한 쇠고기, 돼지고기, 계란, 두부, 닭고기(껍질 제외), 생선(껍질 제외)	질긴 육류, 햄류, 조개류, 비지
채소류 (<1.2g/100g)	애호박, 오이, 배추, 무, 양파, 가지, 양송이버섯, 양상추, 당근, 시금치, 야채주스	김치류, 도라지, 근대, 고사리, 콩나물, 우엉, 부추, 숙주, 느타리버섯, 표고버섯, 말린 나물(무말랭이, 건호박)
과일류 (<1.5g/1단위)	사과, 복숭아, 귤, 수박, 자몽, 포도(씨 제외), 메론(씨 제외), 참외(씨 제외), 과일주스, 과일통조림(복숭아, 포도 등)	감, 배, 오렌지, 바나나, 키위, 토마토, 파인애플, 딸기, 설익은 과일, 말린 과일(건포도, 대추, 곶감 등)
해조류, 견과류	잘 구운 김(1장)	미역, 다시마, 파래 등 땅콩, 아몬드, 호두, 해바라기씨 등
기타	소금, 간장, 설탕, 꿀, 식초	과량의 된장, 고추장, 청국장, 겨자가루, 팝콘, 포테이토칩 등의 간식

질기거나 딱딱한 음식을 잘 씹어 먹지 않을 경우 체내에서 덩어리를 형성해 장폐색을 일으킬 수 있습니다. 채소는 익히고, 과일은 잘

익고 부드러운 것이나 주스로 마십니다. 자극성이 강한 향신료나 조미료도 피하세요.

대장을 절제하면 수분 흡수 능력이 떨어지니 수분을 충분히 보충해주세요. 변이 무르거나 설사를 하는 경우 증상이 심해질까 봐 수분을 섭취하지 않는 환자가 많습니다. 수분을 섭취한다고 악화되지 않아요. 오히려 수분을 충분히 보충해야 탈수나 변비를 예방할 수 있으니 물, 주스 등 수분을 하루 1.5~2리터 정도 적절히 섭취합니다. 규칙적인 배변을 위해 규칙적으로 식사를 해주세요.

포도 주스, 사과 주스, 조미료 등은 변을 묽게 할 수 있습니다. 바나나, 감, 땅콩, 버터는 변비를 유발할 수 있고요. 아스파라거스, 콩, 양파, 마늘, 양상추, 계란, 탄산음료 등은 가스를 발생할 수 있습니다. 모두 피해주세요.

육류가 대장암의 원인으로 지목되며 고기류를 피하는 환자들이 적지 않습니다. 육류 자체가 문제가 아닙니다. 육류를 과도하게 섭취했을 때 문제가 되는 것이니 질기거나 기름진 부위를 제거한 살코기를 적절히 섭취해 주세요. 수술 후 상처 회복에 있어서 단백질은 꼭 필요합니다.

방사선 치료 중
식사법

방사선 치료를 받는 경우 방사선의 용량과 치료를 받는 부위, 다른 치료와의 병행 유무, 환자의 신체 상태와 영양 상태에 따라 각기 다른 부작용이 나타날 수 있습니다. 특히 머리와 목, 소화기관에 방사선 치료를 받는 경우에는 식욕 부진, 구내염, 오심, 구토, 설사 등의 증상이 나타나 식사에 어려움을 겪으며 체중 감소로 이어지는 경우가 많습니다. 때문에 영양 결핍으로 이어지지 않게 세심한 관리가 필요합니다.

머리, 목

머리나 목 부위에 방사선 치료를 받는 경우는 다른 부위에 비해 치료 기간이 다소 길고 영양이 결핍될 가능성이 높습니다. 치료를 시작하고 2~3주가 지나면 침 분비량이 줄어 입안이 건조해지거나 끈적한 침이 분비됩니다. 목에 음식이 걸린 듯한 느낌이 들고 통증이 있을 수 있어요. 음식물을 씹거나 삼키기 어렵고, 입안의 점막에 상처가 생겨 감염의 위험도 높아지게 됩니다.

자극적이거나 뜨거운 음식은 피하고, 삼키기 쉽게 부드러운 음식을 먹습니다. 마른 음식은 입안에 달라붙을 수 있으니 물이나 국 등과 같이 먹는 게 좋습니다. 술이나 담배, 카페인이 든 음료는 피해주세요. 침샘에 문제가 생기면 충치가 생기기도 쉽습니다. 매끼 식사 후에 이를 닦고 특히 자기 전에는 꼭 이를 닦아주세요. 달고 끈적끈적한 음식을 즐겨 먹는다면 더 자주 이를 닦아야 합니다. 칫솔은 부드러운 것을 사용하고, 잇몸에 통증이 있는 경우 양치 후 따뜻한 물로 입안을 헹구면 도움이 됩니다.

맛을 느끼지 못하고 음식 냄새에 예민해지며 식욕이 사라지기 쉽습니다. **환자 스스로 잘 먹으려는 노력이 필요해요.** 입맛이 없더라도 영양 섭취를 위해 먹어야 합니다. 체중 감소가 지나칠 경우 영양 보충 음료나 정맥 주사의 도움이 필요할 수도 있습니다.

가슴 및 상복부

가슴 및 상복부에 방사선 치료를 받는 경우는 방사선 조사 영역에 식도, 위장 등 소화관이 포함되어 있습니다. 치료가 진행될수록 식도의 통증, 소화 불량, 오심 등의 증상이 나타날 수 있어요.

식사 후 목이 답답하거나 막히는 느낌 등 통증이 있을 수 있습니다. 통증이 심해질수록 먹는 양이 줄어들고, 양념이 강한 음식을 먹으면 심한 자극을 느낍니다. 특히 방사선 조사량이 많거나 항암제 치료와 병행하고 있는 경우, 술이나 담배를 하는 경우에 증상이 더 심하게 나타날 수 있습니다. 점막을 자극하는 신 과일이나 거친 잡곡, 단단한 생채소 등은 가급적 피하세요. 믹서로 갈아서 마시거나 푹 삶아 먹는 것도 방법입니다.

위, 소장, 대장, 머리 등에 방사선 치료를 받는 경우 메스꺼움도 흔히 나타납니다. 치료 30분 후부터 시작해 몇 시간 동안 지속될 수 있으니 소화가 잘 되는 음식을 천천히 먹으면 도움이 됩니다. 향이 강하거나 기름진 음식은 메스꺼움을 유발할 수 있으니 주의하세요. 뜨거운 음식은 냄새가 더 많이 나요. 차거나 미지근한 음식은 조금이라도 수월하게 먹을 수 있습니다.

하복부 및 골반부

하복부 및 골반부에 방사선 치료를 받다 보면 배변 횟수와 양상이 달라지는 경우가 많습니다. 주로 설사를 하거나 배변 횟수가 증가하는데요. 소화도 잘 되지 않기 때문에 환자의 식사 거부로 이어지는 경우가 적지 않습니다.

설사가 심하면 수분이 손실되어 다양한 영양상의 부작용이 나타날 수 있습니다. 수분이 부족하지 않게 하루에 1.5~2리터 정도 충분한 수분을 섭취하세요. 식사는 조금씩 자주 드세요. 스포츠음료, 바나나, 토마노, 복숭아 등 염분과 칼륨이 많이 들어 있는 음식도 좋습니다. 설사로 인한 전해질 손실을 보충할 수 있어요.

우유나 아이스크림, 치즈와 같은 유제품, 섬유질이 많은 채소나 익히지 않은 과일, 기름진 음식, 인스턴트 음식, 땅콩, 양배추, 브로콜리 등 가스를 발생시키는 음식, 강한 양념이나 카페인 음료는 장을 자극해 증상을 악화시킬 수 있습니다. 피해주세요.

방사선 치료는 항암제 치료와 병행하는 경우가 많습니다. 각 증상에 도움이 되는 식사법은 이어지는 '항암제 치료 중 식사법'에서 소개하겠습니다.

항암제 치료 중
식사법

항암제 치료는 수술, 방사선 치료와는 다르게 전신에 영향을 줍니다. 다른 치료보다 더 다양한 부작용이 나타날 수 있어요. 그 중에서도 소화관에 있는 점막 세포가 손상되면 식생활과 관련된 부작용으로 이어집니다. 대다수는 영양 섭취에 영향을 미쳐 치료에도 악영향을 주니 즉각적이고 적극적인 관리가 필요합니다.

식욕 부진

식사 시간과 상관없이 먹고 싶을 때, 먹을 수 있을 때, 몸 상태가 좋을 때 자주 먹는 게 좋아요. 언제 가장 식욕이 좋은지 체크해보고, 그때를 놓치지 마세요. 일반적으로는 아침에 식욕이 가장 좋습니다. 먹고 싶을 때 먹을 수 있게 가까운 곳에 간식을 둡니다.

전혀 음식이 먹고 싶지 않을 때는 죽, 주스, 스프, 우유, 유제품 등 음료 형태로 마시는 것이 편할 수 있습니다. 음료에 단백질 분말을 섞어서 마실 수도 있습니다. 식사 전후에 입안을 청결하게 하면 식욕이 오르는 데 도움이 됩니다.

평소에 좋아하던 음식을 먹거나, 음식 형태에 변화를 주어 메뉴를 다양하게 해서 먹는 것도 좋습니다. 음악을 들으며 식사를 하거나 식탁보나 식기, 식사를 하는 장소를 바꿔보세요. 가족이나 친구들과 함께 식사를 하는 것도 도움이 될 수 있습니다. 가끔은 분위기 좋은 식당에서 외식도 해보세요. 기분전환이 되며 식욕을 자극할 수 있습니다.

기운이 없더라도 가벼운 산책을 해보세요. 규칙적인 운동도 입맛을 증진시킬 수 있습니다. 아침 공복감으로 식욕이 저하되는 경우도 있습니다. 자기 전에 소화가 잘 되는 음식을 약간 먹어두면 도움이 될 수 있습니다. 식사 섭취가 계속적으로 힘들 경우에는 영양 보충 음료나 정맥으로 영양제를 맞는 것도 고려해보세요.

오심

속이 메스껍고 토할 것 같은 증상은 암환자가 가장 흔히 경험하는 증상입니다. 오심이 있을 때는 신선하고 자극적이지 않으면서

	도움되는 음식	도움되지 않는 음식
단백질류	고깃 국, 삶은 고기, 삶은 계란, 수프, 저지방 우유, 저지방 요구르트	기름기 많은 고기, 베이컨, 소시지, 계란 후라이, 밀크 쉐이크
곡류	마른 빵, 밥, 죽, 짭잘한 비스킷, 미음 누룽지수, 베이글	도넛, 페스츄리, 와플, 팬케이크, 머핀
과일과 야채	으깬 감자, 야채, 사과, 크랜베리, 포도	감자칩, 감자튀김, 기름에 볶은 야채, 냄새가 강한 야채
음료와 간식	시원한 과일주스, 이온음료, 과일 얼린 것, 셔벗, 젤리, 스폰지 케익, 푸딩, 사탕, 얼린 과일 조각, 약간의 버터와 마가린, 계피, 식혜	술, 커피, 아이스크림, 케이크, 매운 음식, 올리브, 후추, 고춧가루, 고추장

위에 부담이 적어 소화가 잘 되는 음식을 섭취하세요. 토스트나 크래커, 요구르트, 샤베트, 스프, 찐 감자, 국수, 얼음 조각, 과일 통조림, 뻥튀기 등이 도움이 됩니다. 오심이 심해 아무 것도 먹지 못하겠을 때 누룽지를 먹는다는 환자도 종종 있습니다. 시도해보세요. 기름지거나 튀긴 음식, 달거나 짠 음식, 맵고 향이 짙은 음식 등은 모두 피하세요.

식사는 조금씩 자주 천천히 하고, 식후 1시간 정도는 휴식을 취하는 것이 좋습니다. 오심이 심할 때는 억지로 먹거나 마시지 마세요. 억지로 먹은 기억으로 인해 장기간 그 음식을 멀리하는 경우가 자주 생깁니다.

배가 고파도 오심이 심해질 수 있습니다. 배가 고프기 전에 미리 먹는 것도 방법입니다. 물도 포만감을 줄 수 있습니다. 한 번에 많이 마시지 말고 천천히 자주 마시는 게 좋습니다. 언제, 어떤 음식을 먹었을 때 오심이 심해지는지를 기록해보세요. 그 시간과 음식을 피하면 도움이 됩니다.

구토

오심 증상을 느낀 다음에 구토가 나타나는 경우가 많습니다. 음식 냄새나 장 속의 가스, 과민한 장의 움직임에 의해서 발생할 수 있어요. 일단 구토를 하면 멈출 때까지 먹거나 마시지 않는 것이 좋습니다. 토한 뒤에는 차가운 물로 입안을 헹구고 1~2시간 정도는 쉬세요. 구토가 가라앉으면 미음이나 고기 국물 등 맑은 유동식부터 먹기 시작합니다. 조금씩 자주 먹다가 적응이 되면 부드러운 식사, 일반 식사로 옮겨가세요.

구토 증상이 있을 때는 오심과 마찬가지로 먹기 싫은 음식은 먹지 마세요. 억지로 먹으면 그 음식에 대한 거부감이 생길 수 있습니다. 우유, 두유 등을 드시면 열량과 단백질 섭취를 보충하는 데 도움이 됩니다.

입 안 통증

구내염이 생기면 입안이 쓰리고 아픕니다. 입안은 우리 몸에서 가장 예민한 부분으로 통증이 심하게 나타나기 때문에 통증을 줄일 수 있는 식사 조절이 필요합니다. 입안 점막을 자극하지 않으면서 부드러운 음식이 좋습니다. 양념이 강하지 않고 목 넘김이 최대한 쉬운 음식 위주로 가급적 작은 크기로 잘라 먹으면 편합니다. 뜨거운 음식은 점막을 더 아프게 하니 충분히 식혀주세요. 오렌지, 포도, 레몬 등 신 과일도 점막을 자극하니 피하세요. 얼음 조각을 물고 있으면 통증을 완화시킬 수 있습니다.

밀크쉐이크, 바나나, 멜론, 과즙음료, 치즈, 요구르트, 아이스크림, 삶아서 으깬 감자, 계란찜, 생선살 등이 먹기 수월합니다.

미각 및 후각의 변화

항암제와 방사선은 혀의 미각세포에 영향을 줘 미각을 변하게 하고 코에서 뇌로 연결되는 신경에 영향을 줘 후각을 변하게 할 수 있습니다. 음식을 씹을 때 모래를 씹는 것 같거나 짠맛을 강하게 느낄 수 있고요. 음식에서 약품 맛을 느낄 수도 있습니다. 특히 고기류를 먹으면 쓴맛, 쇠맛이 느껴진다는 환자들이 많습니다. 이로 인해 고기류를 거부하고 단백질 섭취 부족으로 이어질 수 있습니다.

고기를 과일주스나 약간의 포도주에 절이거나 오렌지나 레몬즙 같은 신 소스를 사용해 조리해보세요. 신맛은 쇠맛을 제거하는 데 도움이 됩니다. 다만 구내염 등 입안이나 목에 통증이 있다면 점막을 자극할 수 있으므로 주의하시고요. 그렇게 해도 고기를 먹기 힘들면 닭고기나 생선, 두부, 우유, 치즈, 계란 등 단백질 대체식품을 섭취하세요.

냄새에 예민할 때는 가능하다면 음식을 조리하지 마세요. 뚜껑을 미리 열어두면 음식 향이 날아가 도움이 될 수 있습니다. 향이 강한 두릅, 샐러리, 부추, 마늘 등은 조리에 사용하지 마세요. 두부, 닭가슴살, 차가운 국수 등 냄새가 적은 음식이 좋습니다.

구강건조증

항암제나 방사선 치료는 침 분비를 감소시켜 입안을 마르게 할 수 있습니다. 입안이 건조해지면 음식물을 씹고 삼키는 게 어렵고 음식의 맛도 느끼기 어려워집니다. 구강이 건조해서 불편할 때는 국물이나 영양죽 상태가 좋아요. 달고 신 음료를 마시거나, 레몬을 얇게 썰어 냉장고에 보관했다가 입에 살짝 물고 있으면 침샘을 자극해 침 분비를 촉진할 수 있습니다. 평소에 사탕을 빨거나 껌을 씹는 것도 도움이 될 수 있습니다. 우유, 두유 등을 수시로 마시면 구강 건조도 완화되고 열량도 섭취할 수 있습니다.

설사

치료의 부작용이나 감염, 기분 변화 등 여러가지 원인으로 설사가 생길 수 있습니다. 설사는 영양소의 흡수를 방해하고 탈수를 일으킬 수 있어 세심하게 관리해야 합니다.

설사가 있을 때는 기름에 튀기거나 지방이 많은 음식, 맛이 강한 음식, 식이섬유가 많은 음식, 발효되기 쉬운 음식은 피합니다 육회나 생선회는 물론이고 채소나 과일도 날것으로 먹으면 좋지 않습니다. 장의 소화 흡수 기능이 떨어져 있으니 식사는 조금씩 자주 하는 게 좋습니다. 갑자기 설사를 많이 할 경우 하루이틀 정도는 맑은 유동식을 드세요. 일단 장을 쉬게 하며 설사로 인해 손실된

설사 시 도움이 되는 음식과 피해야 할 음식

도움이 되는 음식	피해야 하는 음식
섬유질이 적고 소화가 잘 되는 음식: 흰죽, 쌀진밥, 삶은 감자, 식빵, 계란찜, 연두부, 바나나 등	장을 자극하거나 가스를 생성하는 음식: 콩, 생야채, 생과일, 옥수수, 양배추, 탄산음료, 강한 양념이나 카페인 음료(커피, 홍차) 등. 장을 자극하는 시거나 매운 음식. 기름진 음식이나 거친 섬유질이 많은 채소, 딱딱한 식품. 우유 및 유제품

수분을 보충해줍니다.

물을 조금씩 자주 마시세요. 설사를 할 때 스포츠 음료나 이온 음료를 마시는 분들이 많습니다. 스포츠 음료나 이온 음료는 농도가 짙어요. 1/3 정도로 희석해 마시거나 소금물을 만들어서 마시는 게 낫습니다. 뜨겁거나 차가운 음료는 좋지 않으니 상온의 음료를 마시고, 커피와 초콜릿 등 카페인을 함유한 식품과 음료도 제한합니다.

> **〈팁〉소금물 이렇게 만들어주세요.**
> 물 1리터에 소금 2티스푼을 넣으신 뒤 (기호에 따라 꿀이나 설탕 1큰술 추가 가능) 살짝 끓여서 식혀주세요. 레몬즙 한두방울을 넣으면 조금 더 상쾌하게 마실 수 있습니다.

변비

음식을 잘 먹지 못하거나 수분 부족, 오랫동안 누워 있는 경우 변비가 생길 수 있습니다. 일부 항암제가 장운동을 저하시켜 변비를 일으키기도 해요. 변비가 지속되면 식욕이 저하되고 구토와 통증이 동반되기도 합니다.

특히 변비는 예방이 더 중요해요. 평소에 물을 몸무게 1kg당 300ml 정도 마시면 적정합니다. 도정이 덜 된 곡류, 과일, 야채 등

암 완치 로드맵

섬유소가 많은 식품이나 발효식품을 충분히 섭취하세요. 가벼운 산책이나 걷기 등 자신에게 맞는 운동을 규칙적으로 하는 것도 도움이 됩니다. 아침에 일어나자마자 따뜻한 물을 마시고, 누워 있을 때 배를 부드럽게 문질러주면 장운동에 도움이 됩니다.

피로

암환자는 영양이나 운동의 부족, 빈혈, 우울, 수면부족 등으로 인해 쉽게 피곤해집니다. 피곤하면 식욕도 저하되고 식사를 준비하는 것도 귀찮아질 수 있어요. 그래서 잘 먹지 않으면 더 피곤해져 악순환을 일으킵니다. 식욕이 없고 귀찮아도 식사를 가급적 골고루 충분히 해주세요. 불충분한 영양 섭취가 피로의 원인일 수 있습니다. 잔 뒤, 휴식 후 등 컨디션이 올라오면 식욕도 올라옵니다. 그럴 때 먹으면 됩니다. 식사를 조금씩 자주, 간식을 수시로 챙겨주세요.

치료 중 영양 문제가 생기면 어떻게 할까요?

면역이 저하되어 있다면

항암제 치료나 방사선 치료 후 백혈구 수치가 감소한 경우에는 모든 감염을 주의해야 합니다. 음식으로 인해서도 감염이 될 수 있으니 주의하세요.

무엇보다도 위생적인 음식물 관리가 중요합니다. 음식을 만지거나 요리를 하기 전에는 손을 깨끗이 씻어주세요. 요리 도구도 깨끗하게 씻습니다. 날고기를 다룬 뒤에는 소독제로 소독한 뒤 다른 식재료를 손질하세요. 날계란을 만진 뒤에도 손을 씻고 다른 식재료를 손질합니다.

음식물은 반드시 냉장 보관하고 유통 기간을 꼭 확인한 뒤 사용하세요. 녹슬거나 움푹해진 캔은 사용하지 마세요. 식품의 모양이나 냄새가 이상하면 절대 사용하면 안 됩니다. 생고기, 닭고기, 생선 등에서 나오는 즙이 다른 식품이나 음식에 떨어지지 않도록 조심하세요. 고기, 생선 등은 완전히 익히도록 합니다. 간을 맞춘다며 생고기, 생조개, 날계란 등을 맛보는 경우도 있는데 절대 안 됩니다.

체중이 지속적으로 감소한다면

치료 과정에서 체중이 지속적으로 감소하는 경우는 매우 흔하고, 위험합니다. **체중이 일정 수준 이상 감소하면 환자가 허약해지고 암에 대한 저항력과 치료 효과도 떨어집니다.** 치료 기간이 연장되고 심각한 경우 치료를 중단하게 될 수도 있어요. 암 치료 중 체중 감소는 불가피하지만 최소화하는 노력이 필요합니다.

환자가 평소보다 잘 먹지 못하고 체중이 지속적으로 감소한다면 열량 공급이 부족하다는 신호입니다. 보다 적극적으로 양을 늘려야 해요. 섭취량을 늘리기 어렵다면 같은 양을 먹어도 열량 밀도가 높은 음식을 섭취하는 게 좋습니다. 밥 대신 볶음밥, 잡채밥, 카레라이스 등, 영양밥, 죽도 전복죽, 계란죽, 닭죽, 잣죽 등 열량이 높은 주식을 드셔주세요. 다양하게 조리된 음식은 식욕도 자극할 수 있습니다.

주식 섭취량이 적으면 아몬드, 잼, 버터 등을 곁들여 간식의 열량을 높여보세요. 조리할 때도 열량을 보충할 수도 있습니다. 나물을 무칠 때 참기름, 들기름 등을 넉넉히 사용하고 샐러드에 마요네즈, 드레싱을 충분히 사용하면 쉽게 열량을 증가시킬 수 있습니다. 간식으로 우유나 두유를 마실 때 꿀, 설탕, 미숫가루, 분유 등을 타서 드시는 환자들도 많아요. 빵을 드실 때 버터나 생크림, 치즈를 곁들이는 것도 좋고요. 단맛을 높이면 입맛도 돋우고 열량도 높일 수 있습니다. 유자차, 모과차 등 꿀을 넣은 차나 식혜, 수정과를 마셔보세요. 꿀, 잼, 조청 등을 활용해보세요. 마른 과일이나 견과류는 집안 곳곳에 두고 간식으로 먹기에도 좋습니다. 가지고 다니기도 편하니 외출 할 때도 가방에 넣어서 다녀보세요.

체력이 저하되어 있다면

암 진단을 받으면 적지 않은 환자들이 갑자기 고기 등 단백질을 거부하고 채식주의자가 됩니다. 그런데 **치료로 인해 손상된 세포를 복구하고 체력을 회복하기 위해서는 단백질이 평소보다 더 많이 필요합니다.** 특히 항암제 치료를 받고 있다면 항암제에 함유된 스테로이드 성분으로 인해 근육량이 빨리 줄어들어요. 지방보다 근육이 손실되는 속도가 빨라 양질의 단백질을 먹어야 근육 손실을 막을 수 있습니다. 일반적으로 단백질 섭취는 체중 1킬로그램당 0.8~1

그램을 권장하지만, 암환자는 1.2~1.5그램을 권장하고 있어요.

매끼 일정한 양의 소고기, 돼지고기, 닭고기, 생선류 등을 섭취하세요. 만약 콜레스테롤이 걱정된다면 삶거나 찌는 방식으로 조리하면 됩니다. 입맛이 변해 고기를 거부할 수 있어요. 쓴맛이 느껴진다면 고기를 과일주스에 담그거나 과일 통조림과 함께 조리해 보세요. 마늘, 양파, 고추장, 케첩 등을 양념에 사용하는 것도 방법입니다. 텁텁한 맛 때문에 거부한다면 조리 전에 고기를 찬물에 담궈 핏물을 제거하면 도움이 될 수 있습니다. 사골, 설렁탕 등 국물을 드시는 환자도 많은데 고기 건더기가 더 좋습니다.

그래도 육류 섭취가 어렵다면 다른 방법으로 단백질을 보충해 주세요. 계란, 콩, 두부, 생선 등을 더 자주 섭취하세요. 간식으로 우유, 요구르트, 치즈 등 유제품을 먹는 것도 좋은 방법입니다. 간식을 만들 때 단백질을 보충할 수도 있습니다. 우유에 분유를 타서 마시거나 미숫가루를 마실 때 물 대신 우유를 넣을 수도 있어요. 스프나 팬케이크도 물 대신 우유로 만들 수 있죠. 시중에 판매하는 단백질 분말을 요리에 활용할 수도 있습니다. 콩은 좋은 단백질 급원식품입니다. 된장이나 청국장 요리를 자주 먹는 것도 권장합니다. 단백질 섭취를 위해 콩물을 드시는 분들도 계십니다. 소화에 부담이 될 수 있으니 소화가 잘 안되는 분들은 삼가해주세요. 삼계탕, 장어구이, 추어탕, 오리구이, 초계탕 등 보양식도 단백질 보충에 좋은 음식입니다.

대표적인
항암 식이 요법

케톤 식이 요법

우리 몸은 탄수화물, 지방, 단백질 등 세 가지 영양소를 이용해 에너지를 얻습니다. 그중에서도 탄수화물이 분해되며 만들어지는 포도당이 주요 에너지원입니다. 그런데 암세포는 포도당 의존도가 더 높습니다. 포도당을 에너지원으로 쓰는 것은 물론 새로운 세포를 만드는 데 필요한 구성 요소도 만들기 때문에 엄청난 양의 포도당을 소비해요.

케톤식은 암세포의 이같은 속성을 이용해 암을 치료하는 식이 요법입니다. 탄수화물 섭취는 극도로 최소화하고 지방 섭취 비율을 높인 '극저당질-고지방' 식사를 해요. 일반적인 식사에서 지방과 비지방(당질 및 단백질)의 비율이 1:3 정도라면 케톤식은 4:1을 유지합니다. 지방을 80퍼센트 비중으로 먹는 거예요. 탄수화물을 섭취하지 않아 포도당이 고갈되면 우리 몸은 피하지방을 분해해 케톤체를 만듭니다. 정상 세포는 포도당 대신 케톤체를 에너지원으로 쓰지만 암세포는 그렇지 못해요. 에너지원이 없으니 증식하지 못하고 사멸합니다.

다수의 실험에서 케톤식은 암 발생 시기와 성장을 늦추며 암세포가 항암제 치료와 방사선 치료에 예민하게 반응하게 하여 효과를 증대시켰다고 보고되었습니다. 하지만 케톤식은 지방 비율이 워낙 높아 환자들이 먹기 힘들고, 동물성 지방이 아니고 식물성 지방을 섭취하기 때문에 식단을 구성하는 것도 쉽지 않습니다. 장기간 지속하면 장 건강이 나빠지는 역효과가 날 수도 있습니다. 비타민, 미네랄, 항산화 성분과 섬유질 흡수량이 적어져 영양 불균형을 초래할 수도 있어요. 케톤식을 한다면 환자 상태에 맞는 영양제를 섭취하는 것이 좋습니다.

거슨 요법

거슨 요법은 독일 태생의 미국 의사인 막스 거슨이 만든 것으로 일종의 디톡스 식이 요법입니다. 거슨은 암환자의 몸은 독소에 의해 오염되어 있기 때문에 식사를 해도 영양분을 제대로 흡수할 수 없다고 봤습니다. 독소를 제거하고 영양 균형을 맞춤으로써 온몸의 기능을 정상으로 회복시키고, 암세포가 지속적으로 독소를 배출하므로 커피 관장으로 해독시켜야 한다고 했어요. 그래서 거슨 요법은 규칙적인 관장과 영양 보충 요법, 엄격히 제한된 식이 요법 등 세가지 축으로 구성됩니다.

우선 간에 축적된 독소를 대장으로 신속히 배출하기 위해 커피 관장을 실시합니다. 그리고 채소, 과일, 곡류 등 채식 위주의 식사를 하루 세 번 하면서 과채주스를 한 시간에 한 잔씩 하루 12번 마십니다. 동시에 칼륨 용액, 코엔자임Q10, 비타민 B_{12}, 비타민A, 비타민C, 아마씨오일, 펩신 등 영양제를 복용해요. 이는 거슨이 모든 질병의 원인을 간의 독소 누적에 따른 피로와 세포 내에 있어야 할 칼륨 대신 나트륨이 들어 차 있어 체내 효소 활동이 제한되는 것에서 비롯된다고 봤기 때문입니다. 관장으로 독소를 제거하고 질병의 종류와 상태에 맞는 음식과 영양제를 투여하면 암이 자연적으로 치유된다고 본 거예요.

거슨 요법은 암을 비롯해 심장병, 간경변, 당뇨병, 뇌졸중, 비만, 만성피로증후군, 노인성 치매, 알러지 등 다양한 질환에서 임상적인 효과는 보였지만 약제나 치료법에 대한 안전성과 유효성이 연구 결과로 입증되지는 않았습니다. 일부 연구에서 거슨 요법을 시행한 그룹의 생존기간이 길고 통증이 적었다는 결과가 있으나 통계적으로 유의한 수치는 아니었어요. 때문에 미국 정부는 거슨 요법을 공식적으로 인정하지 않고 있으나 캐나다와 멕시코 등에서는 암환자들에게 활발하게 이용하고 있습니다. 거슨 요법을 응용한 디톡스 프로그램들도 운용되고 있는데 그중 하나가 췌장암을 대상으로 한 곤잘레스 식이 요법입니다. 우리나라도 '한국형 거슨 요법'을 주창하며 적용하고 있는 곳들이 있습니다.

생식 요법

생식은 말 그대로 음식을 익히지 않고 날로 먹는 것입니다. 자연 상태의 곡식, 야채, 과일 등을 그대로 동결건조해 갈아서 가루로 만들어 물에 타서 먹어요. 미숫가루를 먹는 것과 비슷하다고 보면 됩니다. 초기에는 만성 질환 환자들의 식이 요법으로 알려졌으며 편의성, 효과 등이 알려지며 다양한 상품이 개발되어 판매되고 있습니다. 최근 연구에서는 생식이 암 억제 유전자로 알려진 p53유전자의 발현을 증가시키고 암 발생과 관련된 유전자들을 억제시키며, 항암제 치료를 받는 중 생식을 하면 항암제 독성을 경감시킨다고 밝혀졌습니다.

〈지금까지 알려진 생식의 장점〉

1. 조리 가공 과정에서 영양소를 파괴 없이 섭취할 수 있다.
2. 통곡식을 그대로 섭취해 도정 과정에서 잃게 되는 미량 영양

소의 손실 없이 섭취할 수 있다.

3. 저온에서 건조하기 때문에 채소류를 열을 가해 조리할 때 파괴되는 엽록소를 풍부하게 섭취할 수 있다.

4. 곡류와 채소류에 합유되어 있는 효소를 그대로 섭취할 수 있다.

5. 식이섬유를 섭취해 체내의 독성물질을 배설시킨다.

더불어 생식을 하면 식물에 들어 있는 화학 물질인 파이토케미컬을 다양하게 섭취할 수 있습니다. 식물에는 12,000가지 종류가 넘는 파이토케미컬이 들어 있는데요. 파이토케미컬은 체내에서 자체적으로 만들지 못하기 때문에 식품으로 섭취해야 합니다. 특히 브로콜리, 양배추, 콜리플라워 등에 합유되어 있는 이소티오시안산은 세포에서 발암 물질을 해독하는 효소들을 활성화시켜주며 당근, 고구마, 오렌지 등에 합유되어 있는 B-케로틴은 면역반응을 조절하고 일부 암에 대한 항암 효과가 있습니다. 이 외에도 파이토케이컬의 다양한 효과가 연구되고 있습니다. 아직까지 단일성분으로서의 효과나 적절한 섭취량에 대해서는 밝혀진 바가 없어 다양한 식물성 식품을 꾸준히 섭취하는 것이 좋다고 알려져 있습니다.

다만 생식은 섬유질이 많고 조리를 하지 않기 때문에 소화에 부담을 줄 수 있습니다.

생식 제품의 주요 원료

곡류	현미, 메밀, 기장, 밀, 보리, 쌀, 수수, 옥수수, 율무, 조, 찹쌀 등
두류	검정콩, 콩, 팥, 녹두, 약콩, 적두, 백태
서류	고구마, 감자
유지식물류	검정깨, 들깨, 참깨
채소류	호박, 오이, 토마토, 당근, 마, 무, 양파, 우엉, 토란, 대파, 미나리, 명일엽, 부추, 상추, 샐러리, 시금치, 양배추, 케일, 파슬리, 고추, 마늘, 생강
견과류	도토리, 아몬드, 캐슈넛, 밤
과실류	감, 매실, 모과, 바나나, 사과, 유자, 파인애플
야생식물류	갈근, 더덕, 도라지, 돌나물, 솔잎, 쑥
버섯류	표고버섯, 동충하초, 목이버섯, 석이버섯, 양송이, 영지버섯, 운지버섯, 아가리쿠스버섯
해조류	김, 다시마, 미역, 스피루니나, 파래, 클로렐라, 톳
기능성 원료	효모, 로얄제리, 유산균, 화분 등

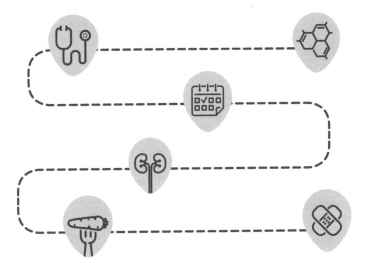

7장

암 생존자로
살아가기

암 생존자로서의 첫걸음, 합병증 관리입니다

"이제 암이 더 이상 몸에서 보이지 않습니다."

암환자라면 가장 듣고 싶은 말이 아닐까 싶습니다. 치료가 무사히 끝났다는 말을 들을 때의 안도감은 이루 말할 수 없을 거예요. 하지만 이 기쁨은 생각보다 그리 오래 가지 않습니다.

암 진단을 받고 마음을 다 추스르기도 전에 수술, 항암제 치료, 방사선 치료를 결심하고 시작했어요. 바쁘고 힘든 과정이었지만 의사의 가이드가 있었고, 무얼 해야 하는지가 선명했기에 해야 할 일들이 명확했어요. 치료가 종료되면 암의 종류나 환자의 상태에 따라 달라지지만 보통 치료가 끝난 첫 2~3년은 3~6개월, 그 이후에는 6~12개월 간격으로 병원에 외래로 방문합니다. 신체 검사와 혈액 검사, 영상 검사를 받고 환자의 건강 상태와 암이 재발했는지 등을 추적 관찰해요.

의사는 정기적으로 경과를 관찰하면서 일상으로 돌아가라고 하지만 환자는 아직 몸이 전과 같지 않으니 무엇을 어떻게 해야 할지 두렵습니다. **경과를 관찰만 하면 충분한지, 정말 일상으로 돌아가도 되는지 불안합니다. 하지만 도움을 구할 곳은 마땅치 않아요.**

얼마 전까지만 해도 치료가 끝난 '암 생존자'들은 의료 사각지대에 놓여있었다고 해도 과언이 아니었습니다. 생존자들끼리 이야기를 주고받으며 나름의 방법을 찾아 관리하는 수준이었어요. 하지만 대부분의 암 생존자는 후유증과 합병증을 겪고, 전이 재발 위험이 존재하며 암이 발생하지 않은 일반인에 비해 이차암이 발생할 가능성도 높습니다. 일반인보다 심혈관 질환, 당뇨, 골다공증 등 만성 질환도 더 많이 생겨요. 암 이후의 삶을 재건하기 위해서는 체계적인 관리가 필요합니다.

우선 합병증부터 관리하세요. 대다수의 암 생존자들이 합병증을 겪습니다. 환자의 상태, 암의 종류와 어떤 치료를 받았는지에 따라 나타나는 합병증은 다르지만 공통적으로 호소하는 증상들이 있어요.

피로

가장 큰 합병증은 피로입니다. 암 치료를 마친 대부분의 환자들은 첫 일년 동안 피로를 호소해요. 일정 기간이 지나면 사라지기도 하지만 수년간 피곤하거나 지친 느낌이 지속되기도 합니다. 단순히 큰 병을 앓았으니 피곤한 게 당연하다고 생각할 수 있지만 그렇지 않은 경우가 더 많습니다. 국내 유방암 생존자를 대상으로 조사한 결과 치료가 끝난 후에도 3명 중 2명은 검사와 치료가 필요한 정도의 피로가 지속되는 것으로 나타났어요. 피로가 지속된다면 원인을 찾아 관리해야 합니다.

피로의 흔한 원인 중 하나는 빈혈입니다. 암 치료로 인해 빈혈이 생기는 경우가 많거든요. 빈혈이면 몸에 산소 공급이 원활하지 못해 충분한 에너지를 생성할 수 없고 피로를 유발합니다. 철분제를 복용하면 피로가 개선될 수 있어요.

불면으로 인해 피로할 수도 있습니다. 특히 유방암, 자궁내막암, 전립선암으로 호르몬 요법을 받는 분 중에는 안면 홍조 증상이 나타나는 경우가 흔해요. 얼굴이 화끈 달아오르면 밤에 잠을 자기 어렵습니다. 심한 경우 의료진과 상의해보세요. 증상을 감소시키는 약물을 처방받을 수 있습니다.

피곤해서 가급적 쉬고 있다는 분들도 있는데, 어느 정도는 맞는 말이지만 휴식이 오히려 더 피로하게 할 수도 있어요. 매주 일정한 시간에 몸에 무리가 가지 않는 선에서 운동을 하면 피로를 줄일 수 있습니다. 운동을 하면 회복도 빨라집니다. 다양한 연구에서 매일 가볍거나 중등도 정도의 강도로 운동을 하는 것이 좋다고 밝혀졌는데요. 중등도 강도는 운동을 하면서 이야기는 할 수 있지만 숨이 차서 노래는 할 수 없는 정도라고 생각하시면 쉬워요. 그러니 그 이하의 강도로 20~40분간 운동을 해주세요. 한 연구에서 유방암 환자들에게 15주간 일주일에 세번씩 걷기 또는 자전거 타기를 실시했더니 운동을 하지 않은 환자들에 비해 피로가 25퍼센트 줄었습니다.

스트레스가 지속되면 쉬어도 피로가 회복되지 않습니다. 스트레스도 적극적으로 해소해보세요.

빨리 일상으로 돌아가고 싶을 겁니다. 그래도 한꺼번에 많은 일을 하려고 하지 마세요. 이제 일상으로 돌아갈 준비를 시작한 거예요. 우선순위를 정해 중요한 일을 먼저 하고, 수시로 잠깐씩 쉬어야 합니다.

기억력, 집중력 저하

항암제 치료를 받은 환자 4명 중 1명은 기억력, 집중력 저하를 경험합니다. 보통 6~9개월 정도가 지나면 저절로 좋아지기도 하지만 10년 뒤에도 지속되기도 합니다. 아직까지 정확한 원인이 밝혀지지는 않았지만 항암제 치료를 받으며 신경 독성효과, 염증성 사이토카인 농도의 증가, 에스트로겐, 테스토르테론과 같은 호르몬의 감소, DNA 손상 등이 관여할 것으로 추정되고 있어요.

기억력, 집중력이 저하됐다면 메모를 습관으로 들여보세요. 해야 할 일, 가야 할 곳, 약속 시간 등을 메모하고 수시로 보면 도움이 됩니다. 말하다가 단어가 생각나지 않으면 스트레스를 받아요. 중요한 미팅이 있다면 미리 머릿속으로 여러 번 연습해보세요.

스트레스를 많이 받으면 기억력이 더 떨어질 수 있습니다. 심호흡이나 명상, 유산소 운동을 하면 스트레스를 조절하는 데 도움이 됩니다. 스트레스가 장기간 지속된다면 약물적 치료를 받는 것도 방법입니다.

통증

치료가 끝난 환자 3명 중 1명은 통증을 호소합니다. 수술, 항암제 치료, 방사선 치료는 신경이나 근육 세포의 손상을 유발합니다. 통증으로 이어지죠.

통증이 있는 경우 적지 않은 환자들이 참으려고 애씁니다. 어쩔 수 없이 참아야 한다고 생각하는데, 그렇지 않아요. 통증은 몸이 보내는 신호이고, 같은 정도의 통증이라도 환자마다 참을 수 있는 역치가 다릅니다. 의료진과 상의해 약물을 복용할 수도 있고 물리치료나 신경차단술을 쓸 수도 있습니다. 통증이 조절되어야 일상으로도 잘 돌아갈 수 있으니 적극적으로 상의하세요.

오래 가는 통증 중 하나는 신경병증입니다. 항암제 치료를 받는 중에 시작되어 치료가 끝나고 수년 후까지 지속되는 경우가 흔한데요. 항암제가 신경에 손상을 주어 손발이 저리고 바늘로 찌르는 것 같거나 감각이 무뎌지는 등의 증상이 나타납니다. 특히 항암제 중 시스플라틴, 옥살리플라틴, 탁솔, 도세탁셀, 빈크리스틴 등을 썼을 때 흔해요. 신경병증이 있다면 일상에서 뜨겁거나 차가운 것에 노출을 줄여주세요. 집안에서도 양말을 신고, 요리 등 집안일을 할 때는 장갑을 착용해주세요. 칼이나 가위같이 뾰족한 물건을 사용할 때도 주의하셔야 합니다. 침 치료도 권장합니다. 다수의 연구에서 만성 신경병증에는 침 치료가 효과적이라고 밝혀졌습니다.

림프 부종을 호소하는 경우들도 있습니다. 특히 수술이나 방사선 치료를 받은 경우 림프 부종이 발생하는 경우가 흔해요. 겨드랑이 주변의 림프절을 절제했거나 방사선 치료를 받는 유방암 환자, 골반에 광범위하게 수술을 했거나 방사선 치료를 받은 전립선암 환자에게서 림프 부종이 흔하게 나타납니다. 림프 부종은 림프 마사지나 특수하게 제작된 붕대나 기구를 이용하면 호전되는데요. 반복적으로 호전되고 악화되며 만성으로 지속될 가능성이 큽니다. 이 경우 교육을 받아 환자 스스로 관리하는 것도 방법입니다. 체중 관리도 신경써주세요. 급격히 체중이 증가하면 림프 부종이 악화됩니다. 림프 부종은 암이 전이되어 림프 흐름을 막거나 암덩어리가 커지면서 림프절을 누르면서 생기기도 해요. 치료가 끝난 후 갑자기 림프 부종이 생긴다면 의료진과 상담이 필요합니다.

배변, 배뇨 습관

배변, 배뇨 습관이 변하기도 합니다. 특히 방광, 전립선, 대장, 직장, 자궁 등 수술 후 대소변이 조절되지 않는 경우들이 적지 않아요. 환자들은 나도 모르게 실수를 한 뒤 외출이 두려워졌다고 하세요.

배뇨 조절에 문제가 있으면 케겔 운동을 해보세요. 소변을 보다가 멈출 때 조여지는 근육이 있습니다. 질근육인데요. 이 질 근육을 반복적으로 수축하고 이완하는 운동이 케겔 운동입니다. 수축 이완에 익숙해지면 질 근육을 수축한 후 3까지 센 뒤 이완하세요. 하루 중 수시로, 한 번에 10회 정도 하시면 배뇨 조절에 도움이 됩니다.

수술이나 약물로 인해 신경 손상, 정서적인 문제로 변비가 생기기도 합니다. 수분을 충분히 섭취하시고 섬유질이 풍부한 음식이 좋아요. 아침에 일어나면 물 한 잔, 적당한 신체 활동을 유지하면 도움이 됩니다. 좌욕이나 비데도 추천합니다.

폐경기 증후군

일부 여성 환자는 치료 후 생리가 변하고, 특정 항암제를 사용한 경우 폐경 증상이 나타나기도 합니다. 일정 기간이 지나면 정상으로 돌아오기도 하지만 폐경이 그대로 진행되는 경우도 있으니 의료진과 상의하세요.

폐경기 증후군이 나타나면 생리의 변화와 더불어 성욕구가 감소할 수 있습니다. 골다공증이나 심장질환, 피로와 수면 장애 등도 나타나요. 환자들은 얼굴이나 목, 머리, 가슴 부위의 피부가 갑자기 붉게 변하면서 전신의 불쾌한 열감과 식은땀이 나는 안면 홍조 증상을 가장 힘들어합니다. 앞에서도 말씀드렸지만 안면 홍조가 나타나면 밤에 수시로 깨요. 수면 장애로 이어지고 피로가 나타나고 삶의 질이 떨어질 수 있으니 적극적으로 관리하면 좋습니다.

담배 연기가 악영향을 미칩니다. 직접적, 간접적 모두 영향을 미치니 피해주세요. 적정한 체중을 유지하고 운동을 해서 근육량을 늘리세요. 안면 홍조 증상이 나타나기 시작되면 차가운 물을 마시거나 방을 시원하게 유지하세요. 특정 상황에서 안면홍조가 나타나기도 합니다. 평소에 언제 안면홍조가 나타나는지를 관찰한 뒤 그 상황은 미리 피해주세요. 너무 매운 음식도 먹지 않는 게 좋습니다. 카페인이 들어간 음식을 피하는 것도 도움이 됩니다.

암 완치 로드맵

만성 질환을
예방해야 합니다

미국의 한 연구에 따르면 암 생존자 3명 중 2명은 고혈압, 당뇨병, 심혈관 질환, 호흡기 질환, 뇌혈관 질환 등 만성 질환을 한 가지 이상 앓고 있으며, 10명 중 1명은 세 가지 이상을 앓고 있다고 합니다. 이유는 크게 두 가지로 설명할 수 있어요. 먼저, 암을 일으키는 생활 습관은 다른 만성 질환의 원인이기도 합니다. 가령 비만은 유방암, 대장암 등의 원인인 동시에 당뇨병, 고혈압, 퇴행성 관절염 등의 원인이죠. 또 암 치료 중 생긴 부작용이 만성 질환으로 이어지기도 합니다. 유방암에 주로 사용하는 일부 항암제는 뼈세포에 작용해 뼈를 약하게 합니다. 재발을 방지하기 위해 호르몬 요법을 실시하는 경우 뼈를 보호하는 작용이 있는 여성 호르몬 분비가 억제되죠. 때문에 유방암 환자 중에는 골다공증이 생기는 경우가 적지 않습니다.

암 생존자의 상당수는 암이 아닌 만성 질환으로 사망합니다. 또 만성 질환이 있는 암 생존자는 만성 질환이 없는 암 생존자에 비해 이차암도 더 많이 발생해요. 만성 질환이 있는 상태에서 암이 발생하면 치료도 더 어려워지고 효과가 떨어질 수밖에 없습니다. 그러니 암 생존자는 특히 만성 질환을 예방해야 해요.

고혈압

항암제, 방사선 치료는 심장에 무리를 주는 경우가 많습니다. 때문에 암 생존자는 고혈압 등 심혈관 질환에 취약합니다. 실제로 5년 이상 생존하는 장기 암 생존자가 심혈관 질환으로 사망하는 경우는 암 이외 사망률의 30~40퍼센트를 차지할 정도에요.

정기적으로 혈압을 체크해보세요. 충분히 안정을 취한 뒤 혈압을 측정했을 대 수축기 혈압이 140(mmHg) 이상이거나 이완기혈압이 90(mmHg) 이상이면 고혈압일 수 있으니 의료진과 상담해보세요. 규칙적인 운동과 식이조절, 염분 섭취를 자제하는 등 생활습관을 개선하면 혈압을 관리하는 데 도움이 됩니다.

당뇨

항암제 치료나 복부에 방사선 치료를 받았거나 췌장 절제 수술을 받은 경우 당뇨병이 생길 가능성이 더 높습니다. 암 치료 중 스테로이드를 지속적으로 사용해도 당뇨병이 생길 수 있어요.

당뇨병은 뇌졸중이나 심근경색 등 질병을 초래하기도 하고 실명, 신장 기능 손상 등 다양한 합병증을 동반합니다. 또 **당뇨병 자체가 암의 재발이나 이차암의 발생 위험을 높인다고도 알려져 있으니 암 생존자는 특히 더 적극적으로 관리해야 합니다.**

당뇨병은 초기에 자각 증상이 거의 없기 때문에 정기적으로 검진을 하지 않으면 발견이 늦어질 수 있습니다. 공복혈당이 100~125(mg/dL)이거나 당화혈색소 5.7~6.4이면 당뇨 전 단계입니다. 이 단계에서는 식이 조절, 규칙적인 운동 등 생활 습관 개선만으로 혈당이 안정적으로 조절되는 경우가 있으니 적극적으로 개선해주세요.

고지혈증

고지혈증은 혈중에 나쁜 콜레스테롤인 저밀도 콜레스테롤과 중성지방이 매우 증가된 상태입니다. 암 생존자에게 매우 흔한 만성 질환으로 고지혈증인 경우 동맥경화의 위험이 증가되어 심혈관 질환이나 뇌졸중 등이 생길 수 있습니다. 암 생존자가 심혈관 질환으로 인해 사망하는 비중이 큰 만큼 고지혈증을 예방해야 합니다.

고지혈증은 특별한 증상이 없습니다. 정기적으로 혈액 검사를 해 총콜레스테롤, 중성지방, 저밀도 콜레스테롤, 고밀도 콜레스테롤 수치를 확인하며 관리해야 해요. 정상 체중을 유지하고, 총 지방 섭취량을 줄이며 콜레스테롤이 많은 음식, 짠 음식을 멀리 하세요. 섬유소가 풍부한 식사를 하고 주 3회는 유산소 운동을 하며 스트레스를 조절하면 고지혈증을 예방하는 데 도움이 됩니다.

골다공증

골다공증은 폐경 후 여성이나 노인에게 자주 발생하지만, 골밀도에 영향을 주는 암 치료를 받았다면 폐경 전이나 남성에게도 생길 수 있습니다. 또 항암제 치료를 받는 여성 환자 중 상당수는 조기에 폐경이 되는 경우가 많아 골다공증이 발생할 위험이 높아요. 위절제술을 받은 위암환자는 칼슘 흡수 능력이 떨어지며 골밀도가 감소합니다.

골다공증이 우려되는 경우에는 골밀도 검사를 받아보세요. 칼슘과 비타민D를 적절하게 섭취하면 골다공증을 예방하는 데 도움이 됩니다. 걷기, 줄넘기, 조깅 등 운동은 뼈에 적절한 자극을 줍니다. 흡연은 골밀도를 감소시켜요. 꾸준히 운동하고 금연하세요.

암 완치 로드맵

재발 방지를 위한
노력은 필수입니다

"암 치료가 끝났다"는 말이 '완치'와 같은 의미가 아니라는 것은 여러 번 말씀드렸습니다. 현대 의학에서는 검사에서 육안으로 관찰되는 암세포가 없을 때 암이 치료됐다고 해요. 그런데 검사를 통해서는 암세포가 1세제곱센티미터 이상으로 자라야만 발견할 수 있습니다. 이보다 작은 미세암은 검사로 발견할 수 없어요.

재발은 잠복하고 있는 미세암이 커지는 것을 말합니다. 원래 암이 있던 자리에 다시 발견되면 '국소 재발', 암이 없던 자리에서 발견되면 '원격 전이'라고 해요. 줄여서 재발, 전이라고 합니다. 통계적으로는 30퍼센트의 환자에게서 암이 재발한다고 해요.

전이 재발은 치료 종료 후 5년 이내에 가장 많이 발생합니다. 그래서 치료를 종료하고도 5년까지는 지속적으로 추적 관찰을 하는 것입니다. 5년간의 지속적인 추적 관찰에서도 암의 흔적이 없으면 암이 완치되었다고 판정을 하죠.

전이 재발과 별개로 완전히 다른 부위에 새롭게 암이 발생하기도 합니다. 이차암이라고 하는데요. 흔히 암이 한 번 생기면 다시 생기지 않을 거라고 생각하지만 반대입니다. 암 생존자의 경우 이차암 발생 위험이 암이 발생하지 않은 일반인에 비해 1.1~1.7배 정도 높다고 알려져 있어요.

재진단암의 종류

전이암	기존 암 세포가 혈관, 림프관 등을 타고 다른 장기에 형성된 암. 기존 암보다 예후가 불량함
재발암	암 치료 후 기존 암세포가 같은 장기 또는 다른 부위에 형성된 암. 기존 암보다 예후가 불량함
이차암	기존 암과 무관하게 새로운 부위에 생긴 다른 종류의 암세포로 생긴 암

치료가 끝나면 재발에 대한 두려움이 몰려오는 한편 느슨해지기 쉽습니다. 막연하게 두려워하는 것도, 치료를 잘 받았으니 괜찮을 것이라고 안심하는 것도 위험한 태도입니다. **몸을 최적의 상태로 끌어올려 다시 암에 걸리지 않겠다는 마음가짐과 노력이 필요합니다.**

암 완치 로드맵

전이 재발: 추적 관찰은 기본입니다

암은 조기에 발견할수록 치료 효과가 큽니다. 재발도 마찬가지에요. 조기에 발견할수록 치료 효과가 조금이라도 더 좋습니다. 재발 초기에는 대부분 자각 증상이 없으므로 환자 스스로 이상을 느끼는 것이 쉽지 않습니다. 환자가 자각할 수 있는 정도라면 이미 암이 진행된 상태이기 때문에 치료가 어려운 경우가 많습니다. 조기에 발견해서 적절히 치료하기 위해서는 지속적이고 정기적인 검사가 필요해요. 일부 암은 재발을 했더라도 조기에 발견하면 완치를 기대할 수 있고, 완치되지 않더라도 생존기간을 연장하고 삶의 질을 유지할 수 있습니다. 간혹 바쁘다는 핑계로 검사를 빼먹는 등 안일한 태도를 취하다 재발이 한참 진행된 뒤에 발견하는 환자들이 있어요. 치료 시기를 놓쳤다고 후회해도 이미 소용이 없습니다.

유방암 치료 후 추적검사 일정

기간	진료	검사
수술 후 2~3년간	매 3~6개월마다	· 피검사/종양 표지 검사: 3-6개월마다
		· 흉부 x-ray: 6개월 마다
이후 2~3년간	매 6~12개월마다	· 유방 촬영, 유방 초음파: 6개월-1년마다
		· 뼈검사, 간초음파: 1년마다
수술 5년 이후	1년 1회	· 자가검진: 매월 1회

추적 관찰을 하기 위해 병원에 방문할 때는 기존에 있었던 암에 대한 검사를 하고 결과에 따라 차기 검사 항목과 기간을 결정합니다. 암종별로 전이가 잘 되는 부위가 다르기 때문에 전이가 가능한 부위에 대한 검사도 해요. 또 유전적 요인이나 가족력이 있는 경우에는 동반될 수 있는 다른 암종에 대해서도 검사를 하기도 합니다.

환자 본인이 느끼는 증상의 변화와 새로운 증상도 재발의 중요한 신호가 될 수 있습니다. 암과 관련된 증상이 나타나거나 변화가 느껴지면 검진일이 아니어도 의료진과 적극적으로 소통해주세요.

이차암: 환자 스스로 관리하세요

이차암은 2000년대 중반에 이르러서야 알려지기 시작한 용어입니다. 암 생존률이 높아지고, 암 생존자가 많아지며 처음 걸렸던 암과 별개로, 두 번째 암이 발생하는 경우가 많아지고 있어요. 이차암을 보장해준다는 보험 상품이 나올 정도입니다.

암에 걸렸어도 다시 새로운 암이 걸릴 수 있습니다. 세 번 이상 걸릴 수도 있어요. **암 생존자가 이차암에 걸릴 확률은 이전에 암에 걸리지 않은 일반인이 걸릴 확률보다 더 높습니다.** 어떤 암에 걸렸었는지에 따라 이차암의 종류와 발병률은 다른데요. 대장암 생존자는 위암에 걸릴 가능성은 1.5배, 유방암 부인과암 등 여성암의 위험은 1.5~3배 높습니다. 갑상선암 위험도 약 3배 정도 높아요.

암 종류별 검진

암 종류	검진 대상과 연령	검진 주기	우선 권고 방법
위암	40~74세	2년	위내시경
간암	40세 이상 B, C형 간염바이러스 보유자, 연령과 상관없이 간경화 진단을 받은 경우	6개월	간초음파+혈청알파태아단백검사
대장암	45~80세	1~2년	분변잠혈검사
유방암	40~69세 여성	2년	유방촬영술
자궁 경부암	만 20세 이상의 여성	3년	자궁경부세포검사
폐암	하루 1갑씩 30년간 흡연한 55~74세 고위험군	1년	흉부CT
갑상샘암	갑상샘 초음파 검진은 일상적인 선별검사로 권고하지 않음	1년	흉부CT

유방암에 걸렸었다면 위암, 대장암, 자궁내막암, 난소암의 위험이 1.2~2.5배 높고, 갑상선암의 위험은 3배 높습니다.

아무래도 생활 습관의 영향이 큽니다. 여러 암의 위험요인으로 꼽히는 생활 습관을 가지고 있다면 암이 순차적으로 발생할 수 있어요. 가령 흡연은 폐암, 후두암, 구강암, 신장암, 방광암의 위험 요인으로 꼽힙니다. 폐암 생존자가 20년간 흡연한 경우 두경부암, 신장암, 방광암 위험이 4배 높다고 알려져 있습니다. 암 치료로 인한 영향도 있습니다. 암 치료 과정에서 정상 세포가 유전자 변이를 일으켜 새로운 암을 일으키는 것이죠. 드물지만 항암제 치료로 조혈 세포가 영향을 받아 백혈병이 생기는 경우가 있습니다.

암이 유전적으로 연관되어 있기도 합니다. 가장 대표적인 것이 BRCA라는 유전자인데요. BRCA가 있으면 유방암과 난소암 등이 생길 수 있습니다. 아직 유전적 성향에 의한 이차암이 완전히 밝혀지지 않았지만 이차암 발생에 중요한 역할을 한다고 추정되고 있습니다.

암 생존자에게 이차암은 단순히 암이 다시 발생했다는 것 이상의 의미를 가집니다. 이차암의 경우 처음 걸렸던 암보다 예후가 좋지 않기 때문입니다. 일반적으로 이차암이 직접적인 사망의 원인이 될 가능성이 높습니다. 또 처음 걸렸던 암에 대해서는 전이 재발에 대비해 추적 관찰을 하지만 이차암에 대해서는 별다른 관리가 없습니다. 암 생존자는 병원에서 암 전체에 대해 관리를 한다고 생각하기 쉽지만, 병원에서는 처음 발병한 암의 재발과 전이에 대한 관리만 합니다. 새로운 암에 대한 검진은 포함되어 있지 않으니 따로 검진을 받으셔야 해요. 모든 암은 조기에 발견할수록 치료 효과가 높습니다. 최소한 일반적인 암 조기 검진 권고안대로 검진을 받는 것을 권장합니다.

암이 자라기 어려운 몸 만들기

추적 관찰이나 조기 검진의 목적은 암을 가급적 빨리 발견하는 것입니다. 거꾸로 말하면 추적 관찰이나 조기 검진을 아무리 열심히 한다고 해도 암발생을 막지 못한다는 뜻입니다.

앞서 말씀드린대로 암은 1세제곱센티미터 이상이 되어야만 CT, MRI 등 영상검사를 통해 발견할 수 있어요. 이보다 작은 미세암은 우리 몸 안에 있지만 검사에서는 발견되지 않습니다. 하지만 암세포는 2밀리미터 정도의 크기가 되면 암세포에 영양을 공급하고 전이하는데 통로 역할을 하는 혈관이 만들어지기 시작합니다. 전이 가능성이 생기는 거죠. 그렇기 때문에 주기적인 검사와 동시에 암 성장을 억제하는 치료를 진행해야 합니다.

연구에 따르면 혈관 내에 1만여 개의 암세포가 들어오면, 그중 두세 개만이 성공적으로 정착합니다. 면역 세포가 대부분의 암세포를 파괴하기 때문입니다. 그런데 암 생존자는 면역기능이 저하되어 있어요. 면역 기능이 떨어져 있는 상태에서 치료를 받기 시작하고, 정상 세포까지 손상시키는 항암제, 방사선 치료를 받으면 면역기능은 더 떨어집니다. **3대 표준 치료를 받는 동안 통합 암 치료를 병행하며 면역 기능 저하를 최소화했다면, 추적 관찰 기간에는 통합 암 치료를 통해 면역 체계를 정상화하고 안정화시킬 필요가 있**

습니다. 환자의 상태에 맞는 보조 치료로 신생 혈관 형성을 억제하고 면역 세포의 활성도를 높이는 등 종양 미세 환경을 개선하면 암의 성장을 막을 수 있습니다. 몸이 암이 자라기 어려운 환경으로 개선되니까요.

생활 습관은 반드시
개선해야 합니다

'금연, 절주, 규칙적인 운동, 균형잡힌 식사, 적정 체중 유지.'

암 생존자가 지켜야 하는 기본적인 생활 습관입니다. 암과 같이 큰 병을 겪었으니 이 정도 생활 습관은 잘 유지할 것 같지만, 그렇지 않습니다. 건강한 생활 습관이 암의 전이 재발, 이차암 발생 위험을 낮추고 암 관련 사망률이 낮아진다고 밝혀졌음에도 불구하고 한 조사 결과에 따르면 암 생존자 중 건강한 생활 습관을 모두 유지하고 있는 경우는 5퍼센트에 그쳤어요. 또 치료가 끝난 초기에는 잘 지키다가 시간이 지나면서 다시 예전의 생활 습관으로 돌아가는 경우가 대부분이에요. 특히 금연, 절주는 죽을 때까지 다시 손대지 않는다는 생각으로 초심을 잃지 않는 것이 중요합니다.

암 치료 중에는 치료를 잘 받는 것이 최우선이기 때문에 의사도 생활 습관 개선을 강조하지 않는 경우가 많습니다. 갑자기 생활 습관을 바꾸려고 하면 환자에게 스트레스가 되기 때문입니다. 하지만 일부에서는 암 발병 원인의 70퍼센트가 식습관과 생활 습관이라고 말할 정도로 생활 습관과 암은 밀접해요. 건강한 생활 습관을 가지고 있어야 암과 멀어질 수 있습니다.

금연

담배에는 수천가지 독성 화학 물질이 들어 있습니다. 그 중 43개는 발암 물질입니다. 대표적으로 벤젠, 포름알데히드 등이 있어요. 담배 연기는 호흡기에 직접적으로 피해를 주고, 폐를 거쳐 온몸을 돌면서 모든 장기에 피해를 줍니다. 때문에 흡연은 암은 물론 우리나라 주요 사망 원인인 뇌혈관 질환, 심혈관 질환에도 영향을 미칩니다.

흡연자는 암에 걸릴 확률이 높습니다. 폐암의 경우 비흡연자의 20배, 후두암은 10배, 구강암은 4배, 식도암은 3배나 높아요. 또 폐암 중에서도 비소세포폐암의 재발 확률을 1.86배 높인다는 연구 결과도 있습니다. 비소세포폐암 생존자가 흡연을 계속 하는 경우 이차암 발생 위험은 2~3.5배 높아집니다. 암에 다시 걸리지 않기 위해서도, 암 치료의 효과를 높이기 위해서도 금연을 꼭 해야 합니다.

대부분 여기까지만 언급해도 담배를 끊겠다고 합니다. 대부분의 암환자는 금연의 필요성을 잘 알고 계세요. 그런데 암환자를 대상으로 한 조사 결과에 따르면 1/4 이상이 진단 후에도 담배를 피우고 있습니다. 의지가 부족하기 때문이라고 말할 수는 없습니다. 담배를 피우지 않으면 집중력 저하, 수면 장애 등 금단 증상이 강하게 나타나요.

담배를 끊고 싶지만 마음처럼 되지 않는다면 다양한 보조 수단을 활용해보세요. 가장 간편하게는 니코틴 패치나 검, 사탕 등을 이용할 수 있습니다. 약국에서 손쉽게 구할 수 있습니다. 니코틴도 암에 좋지 않은 것 아니냐고 물으시는 환자들이 많습니다. 니코틴은 중독에만 관여할 뿐 발암 물질은 아니니 걱정하지 마세요.

의사와 상담 후 니코틴 중독 증상을 줄려주는 약을 처방받을 수도 있습니다. 보건소에서 금연침을 놓아주는 등 금연프로그램을 무료로 운영하고 있으니 이용해보세요. 금연침은 귀에 압정보다 작은 침을 꽂고 살색테이프를 붙이는 방식으로 시술합니다. 담배 생각이 날 때마다 시술 부위를 누르면 흡연욕구 감소에 도움이 됩니다.

환자의 보호자, 가족 중 흡연자가 있다면 가급적 같이 금연하세요. 담배 연기에서 나오는 독성 화학 물질은 농도가 짙고 연기 입자가 작아 폐의 더 깊은 부분까지 침투합니다. 간접 흡연도 암환자에게 영향을 미친다는 말입니다. 연구 결과에 따르면 흡연자의 배우자는 비흡연자의 배우자보다 폐암에 걸릴 위험이 30퍼센트 높고,

심장병에 걸릴 위험은 50퍼센트 더 높았어요. 흡연 부모를 둔 어린이가 폐암에 걸릴 확률은 비흡연 부모를 둔 어린이에 비해 2배였습니다.

절주

국제암연구소는 1998년 술의 주성분인 알코올을 1급 발암 물질로 지정했습니다. 술이 간암과 관련이 크다는 것은 일반인에게도 잘 알려져 있어요. 뿐만 아니라 구강암, 후두암, 식도암, 대장암, 직장암, 유방암 역시 술과 직접 관련이 있다고 밝혀졌으며 위암, 폐암, 난소암, 전립선암 역시 술과 관련성이 있다고 추측되고 있습니다. 술을 매일 7~8잔 마시는 사람은 모든 암의 발생이 5배, 알코올 중독자는 10배 정도 증가해요.

그렇다고 꼭 '금주' 해야 한다는 것은 아닙니다. 모든 암종을 조사한 결과 술을 하루 1잔(알코올 10~12g) 마시면 일반적으로 암 발생 위험이 9퍼센트 낮아졌으며, 1잔을 초과하면 위험률이 높아졌습니다. 4~5잔을 마시는 경우 31퍼센트 증가했어요. 암종별로 차이는 있었습니다. 간암, 유방암, 대장암은 소량이라도 음주를 지속하면 암 발생 위험이 증가했어요. 이를 반영해 우리나라도 2008년에 '국민 암예방 수칙' 실천지침으로 음주에 대한 권고안을 제시했습니다. 성인 남성은 하루 2잔 이내, 여성이나 노인은 하루 1잔 이

내의 음주를 적정 음주로 제시하며, 간 질환이 있거나 유방암의 가족력이 있는 폐경 여성의 경우에는 소량 음주도 해롭기 때문에 절주 할 것을 권고했어요.

문제는 우리나라의 음주 문화입니다. 프랑스 등 유럽 국가에서는 식사를 하면서 매일 1~2잔을 와인을 마시는 것이 보통이지만 우리나라는 술을 마시기 위한 모임이 잦습니다. 한 번 술을 마시기 시작하면 1잔으로 끝나기 어려워요. "1잔은 괜찮다"며 술을 권하기도 하고, 분위기에 휩쓸려 자제력을 잃기도 쉽습니다. 그러니 기본적으로는 술을 마시지 않는다고 생각하는 것이 좋습니다.

알코올 역시 금단 증상이 있습니다. 술을 끊은 2주 동안은 심하게 나타나요. 하지만 2주를 넘으면 대부분 컨디션이 좋아져 잠을 푹 자고 피부 상태가 좋아집니다. 저녁 식사량이 줄고 체중도 줄어드는 등 긍정적인 효과가 나타나기 시작합니다. 스스로의 의지로 술을 끊는 것이 힘들다면 의사와 상담 후 약물을 처방받는 것도 고려해보세요. 금주가 최선이지만 사회생활을 하다보면 술을 마셔야 할 때가 있습니다. 그럴 때는 낮은 도수의 술을, '원샷'하기 보다는 가급적 천천히 마시세요. 1잔 이상을 마셨다면 며칠 동안 휴지기를 둡니다. 술을 마신 뒤에는 물을 자주 마셔요. 알코올 대사와 배출을 촉진합니다.

적정 체중

체중은 암 생존자의 장기 예후에 영향을 줍니다. 유방암 생존자를 30년간 관찰한 결과 비만인 경우 10년 후 전이 발생률이 46퍼센트 증가했으며 대장암 생존자를 11년간 관찰했더니 고도 비만의 경우 재발 발생률이 38퍼센트 증가했다는 보고가 있었습니다. 두 경우 모두 사망률도 증가했어요.

비만은 폐경 후 유방암, 대장암, 전립선암, 갑상선암, 식도암, 담낭암, 자궁내막암, 신장암 등의 발생 위험을 증가시킵니다. 체지방은 암세포를 자극하는 내분비 물질을 분비해 전이 재발에 영향을 줄 수 있습니다. 저체중도 암 생존자에게는 좋지 않은 영향을 미쳤습니다. 대장암 생존자가 저체중인 경우 10년 이후 사망률이 49퍼센트 증가했고, 두경부암 생존자의 경우 사망률이 40퍼센트 증가했다는 연구가 있어요. 반면 다수의 관찰 연구에서 적정 체중을 유지하거나 체중이 증가하지 않은 경우 대장암, 자궁내막암, 폐경후 유방암의 재발과 사망률이 낮아졌습니다. 즉 비만, 저체중 모두 암 생존자에게는 좋지 않으니 적정 체중을 회복하려는 노력이 필요하다는 말입니다.

암 생존자들은 치료가 끝나면 치료 전 체중을 회복하려고 합니다. 치료 전 모습으로 돌아가면 건강해 질 것이라고 생각하는 것입니다. 그렇지 않아요. **치료 전 체중이 아닌 적정 체중으로 회복해야 건강해집니다.**

저체중이라면 체중을 늘리세요. 흔히 체중을 늘리기 위해 먹는 양을 늘리는 경우가 많습니다. 먹는 양을 늘리면 체중이 늘어나기는 하지만 주로 체지방이 증가해요. 건강하게 체중을 늘리려면 섭취량과 신체 활동량을 같이 증가시켜야 합니다. 체중을 빨리 빼는 것이 건강에 좋지 않은 것처럼 빨리 늘리는 것도 좋지 않습니다. 현재 체중의 5~10퍼센트를 1년에 걸쳐 천천히 늘린다고 생각하세요. 한 끼에 먹는 양을 늘리는 것보다 먹는 횟수를 늘려 총섭취량을 늘리는 것이 바람직합니다. 운동을 꾸준히 하고, 운동 직후에 생선이나 닭가슴살, 달걀, 두부 등 단백질이 풍부한 음식을 섭취하세요. 섭취량을 늘릴 수 있고 근육 성장에도 도움이 됩니다. 살을 빼는 것보다 찌우는 것이 훨씬 힘듭니다. 여유를 가지고 꾸준히 실천해주세요.

비만이라면 체중을 줄이세요. 단기간에 급격하게 다이어트를 하는 분들이 종종 있습니다. 일반인이라면 건강에 무리가 가지 않을 수도 있지만 암 생존자는 다릅니다. 6개월간 본인 체중의 10퍼센트 이상을 감량하는 경우 건강에 무리가 올 수 있어요. 1년 동안 10퍼센트를 줄인다고 생각하시면 적당합니다. 암 치료 중에는 식욕이 저하되고 소화기능이 떨어지기 때문에 몸이 받아들일 수 있는 음식을 잘 먹는 것이 중요했어요. 치료가 끝나면 적정 체중을 회복하기 위해 균형 잡힌 식사를 적정한 양 먹어야 합니다. 우선 매끼 식사를 20~30퍼센트 정도 줄이세요. 공복감을 견디기 힘들다면 채소 섭취가 도움이 됩니다. 신체 활동도 늘려주세요. 특히 운동은 체중 감량보다는 감량한 체중을 유지하는 데 도움이 됩니다.

운동

운동은 대장암, 폐경 후 유방암, 자궁내막암을 예방하고, 폐암, 췌장암, 폐경 전 유방암의 발생 위험을 낮춘다고 알려져 있습니다. 또 여러 연구에서 암 생존자의 사망률과 재발을 감소시킨다고도 밝혀졌습니다. 이 외에도 운동의 장점은 다양해요. 하루 1~2시간 적절한 운동을 하면 면역력이 강화됩니다. 규칙적으로 운동을 하면 수면 장애와 불안, 우울 증세를 호전시킬 수 있어요. 피로감이 줄어 활력이 생기고 혈압, 혈당, 콜레스테롤 등의 수치가 좋아서 만성 질환을 예방할 수 있습니다. 적정 체중을 유지할 수도 있습니다. 암 진단 전에는 운동을 하지 않았더라도 이제부터 생활 습관으로 들여야 합니다. 또 만에 하나 암이 전이 재발하거나 이차암이 발생한다면 적정 체중과 근육양이 충분해야 적극적으로 치료도 할 수 있어요. 체력이 좋지 않으면 치료에도 어려움이 생기니 미리 저축해둔다는 생각으로 관리해야 합니다.

암 완치 로드맵

암 생존자에게는 유연성 운동, 근력 운동, 유산소 운동이 모두 필요합니다. 요가나 스트레칭 등 유연성 운동을 하루 10분 정도 하면 암 치료를 받으며 뻣뻣해진 관절과 근육을 풀어줄 수 있습니다. 중간 강도 이상의 유산소 운동을 하루에 30분 이상, 일주일에 5회 정도 해주세요. 걷기, 조깅, 자전거 타기 등 유산소 운동을 하면 심폐기능을 끌어올릴 수 있습니다. 근력 운동은 주2회 이상 해주세요. 암 치료 중에는 활동이 줄어들다 보니 근육도 줄어들어요. 근력 운동을 통해 보강해주세요.

건강을 위한 운동 처방의 예

종류	운동횟수	운동강도	운동시간	운동종류
유연성	매일 1~2회	관절 반경 증가	10~20분	스트레칭, 요가, 필라테스 등
유산소	주 5회 이상	중간 강도 이상 (약간 힘들다)	30~60분	속보, 경사 걷기, 조깅, 줄넘기, 자전거, 테니스, 춤, 에어로빅 등
근력	주 2회 이상	20회 가능한 무게로 12회	10세트	체중 운동, 아령 및 역기 운동, 탄력 밴드 운동, 기구 운동 등

추적 관찰 기간에는 신체상태에 맞춰서 운동을 해야 합니다.. 치료가 끝난 후 첫 1년은 몸이 완전히 회복되지 않은 상태입니다. 특

정 증상이 있거나 합병증이 있다면 운동을 해도 무리가 없는지를 의사와 상담해주세요. 이 시기에는 운동의 안전성을 확보하는 것이 중요합니다. 1~5년 사이에는 운동의 강도를 고려해주세요. 어떤 운동을 어느 정도 강도로 하고, 장기적으로는 어떻게 늘릴지를 구체적으로 계획하는 것이 좋습니다. 그리고 5년이 지나면 일반인과 크게 다르지 않습니다. 어떤 운동을 해도 꾸준히 하는 것이 중요합니다. 운동이 재밌고 즐겁다면 꾸준히 하는 데 도움이 됩니다. 평생 할 수 있는 운동을 찾는다고 생각하고 새로운 운동을 배워보는 것도 좋습니다.

참고 문헌

1장 암 진단을 받았다면

1. 미국 캘리포니아 주립대학교 패티슨 교수
2. 사이언스
3. 국가암정보센터

3장 암 치료를 잘 받으려면 _ 치료 부작용 줄이기

1. 국립암센터 정신 건강 클리닉 환자용 리플릿

4장 암 치료를 잘 받으려면 _ 치료 효과 높이기

1. Chalres B Corbin, Concept of Physical Fitness
2. 연세대학교 세브란스병원 임상시험센터
3. 한국건강증진개발원

암 완치 로드맵

5장 통합 암 치료의 모든 것

1. 충남대학교병원 웹진 〈행복지기〉 2020. 05. 제318호

6장 음식은 두 번째 치료입니다

1. 아산병원 자료 '항암 식품 구성탑'
2. 식품영양학회 자료
3. 국립암센터

7장 암 생존자로 살아가기

1. C. Darwin, *The Autobiography of Charles Darwin 1809~1882. With the Original Omiss*2008 Physical Activity Guidelines for Americans

항암제, 방사선 부작용 극복하고
성공적인 치료의 방향을 세우는

암 완치 로드맵

초판 1쇄 발행 2023년 4월 24일
초판 2쇄 발행 2023년 12월 20일

지은이 국제통합암연구소(이진원, 백선은)
펴낸이 이새봄
펴낸곳 래디시

출판등록 제2022-000313호
주소 서울시 마포구 월드컵북로 400, 5층 21호
연락처 010-5359-7929 **이메일** radish@radishbooks.co.kr
인스타그램 instagram.com/radish_books

ISBN 979-11-981291-4-7(03510)
ⓒ 국제통합암연구소(이진원, 백선은), 2023

*책값은 뒤표지에 있습니다.
*잘못 만들어진 책은 구입하신 서점에서 교환해드립니다.
*이 책은 저작권법에 따라 보호받는 저작물이므로 무단전재와 무단복제를 금합니다. 이 책의 전부 또는 일부를 이용하려면 반드시 사전에 저작권자와 래디시의 서면 동의를 받아야 합니다.

'래디시'는 독자의 삶의 뿌리를 단단하게 해주는 유익한 책을 만듭니다. 같은 마음을 담은 알찬 내용의 원고를 기다리고 있습니다. 기획 의도와 간단한 개요를 연락처와 함께 radish@radishbooks.co.kr로 보내주시기 바랍니다.